北京大学第三医院妇科多学科诊治丛书

更年期综合征多学科诊治病例精粹

主　编　耿　力　李　蓉　王　威
副主编　孙晓乐　王　成　辛喜艳　张　燕
编　者（按姓氏汉语拼音排序）
　　　　毕仙民　杜国红　范东伟　官锐园　胡红霞
　　　　黄育文　姜　兰　李百花　李　东　李　琳
　　　　梁菊艳　苗　淼　宋纯理　唐　雯　肖文华
　　　　闫小艳　杨　丽　姚中强　张　健　赵红梅
　　　　周江华
编写秘书　许云华　赵　莉

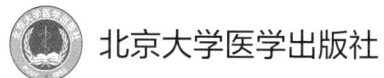
北京大学医学出版社

GENGNIANQI ZONGHEZHENG DUOXUEKE
ZHENZHI BINGLI JINGCUI

图书在版编目（CIP）数据

更年期综合征多学科诊治病例精粹 / 耿力，李蓉，王威主编．-- 北京：北京大学医学出版社，2025.2．--ISBN 978-7-5659-3369-1

Ⅰ．R711.75

中国国家版本馆 CIP 数据核字第 20258GX200 号

更年期综合征多学科诊治病例精粹

主　　编：	耿　力　李　蓉　王　威
出版发行：	北京大学医学出版社
地　　址：	（100191）北京市海淀区学院路 38 号　北京大学医学部院内
电　　话：	发行部 010-82802230；图书邮购 010-82802495
网　　址：	http://www.pumpress.com.cn
E-mail：	booksale@bjmu.edu.cn
印　　刷：	北京信彩瑞禾印刷厂
经　　销：	新华书店
责任编辑：	刘　燕　责任校对：靳新强　责任印制：李　啸
开　　本：	880 mm × 1230 mm　1/32　印张：4.75　字数：135 千字
版　　次：	2025 年 2 月第 1 版　2025 年 2 月第 1 次印刷
书　　号：	ISBN 978-7-5659-3369-1
定　　价：	50.00 元

版权所有，违者必究

（凡属质量问题请与本社发行部联系退换）

本书由

北京大学医学出版基金资助出版

前　言

女性在更年期，由于卵巢功能急剧下降，造成生殖激素的波动性变化，引发机体出现一系列复杂的多器官、多系统的病变，更年期女性的保健工作正受到世界范围内的广泛重视。各级医疗机构开展更年期保健工作，目的在于提升更年期女性的健康水平，对女性老年期慢性疾病的管理实现关口前移，延缓老年性疾病的发生，为老年健康打下基础。

目前我国的人口年龄结构发生剧烈变化，社会老龄化进程加剧，更年期及绝经后女性的数量急剧增加。2010年第六次人口普查显示，我国40～65岁女性人数已达2.2亿。女性更年期相关疾病的诊断与治疗成为社会的重大问题，国家也将其作为重要的妇科研究领域。然而，传统的单一妇科门诊或更年期门诊已经很难应对更年期女性的复杂情况。多学科团队协作和多层次的干预对女性更年期的健康管理非常重要。另外，更年期女性往往因某一突出的症状到相应的科室就诊。由于目前我国的医疗诊疗体系十分细化，专科医生缺乏更年期的相关知识，临床思维局限，很难从整体上把握治疗，因此，目前国内多家医院正积极探索更年期女性的管理理念和模式，整合、优化医疗资源，全面提高健康管理理念，使这一人群的身心健康得到最大程度的保障。目前跨学科整合医疗模式及综合管理模式是更年期女性健康管理的核心技术。针对更年期女性的专业诊疗体系需要多学科共同参与，以进行全面、规范、长期的管理，从而提高我国更年期女性的卫生服务及保健水平，使她们的身心健康状况得到改善。

北京大学第三医院于2020年成立了更年期保健多学科合作中心，以更年期女性的健康需求为导向，以多学科综合管理为抓手，制订了一系列管理和服务流程，为患者提供多学科团队协作门诊，"一站式"解决更年期相关问题，并为她们提供整体的健康管理模式，包括健康教育、健康体检、健康指导、药物治疗及随访管理等。组建的多学科健康管理团队包括更年期女性出现的涉及全身各系统疾病的相关科室及更年期保健的相关部门，组成以妇科更年期门诊为核心，涵盖普外科、中医科、运动医学科、骨科、神经内科、心血管内科、内分泌科、心理科、营养科、康复科、体检中心及药剂科等科室，并在2021年初开始开展更年期综合征的多学科协作（multidisciplinary team，MDT）门诊。MDT模式通常指由多个学科的专家组成相对固定的专家组，通过定期、定时、定址会议，提出诊疗意见。

当前，骨科、康复科、神经内科及心理科等相关科室医生在临床诊疗过程中逐步意识到MDT的重要性，且更年期女性的健康问题涉及多器官和多系统病变，它们之间又相互影响。MDT模式本着以患者为中心的理念，将多个学科的专家召集在一起，高效、专业地解决更年期女性的相关问题，解决了传统就诊模式的实际困难，大大提高了医患之间的配合度与信任度。MDT门诊的开展大大缩短了复杂及疑难更年期综合征患者的就诊时间，对外地患者而言受益更大。她们的就诊体验更好，满意度也极大地提高。

鉴于目前更年期学科领域的蓬勃发展，为给更多的妇产科及相关协作科室同行提供一些有参考价值的更年期综合征MDT病例，北京大学第三医院妇科内分泌团队精心挑选了部分有较强启发性及借鉴性的病例，进行分析及导读，期望能帮助广大读者，使他们加深对复杂的更年期综合征的理解。

"路漫漫其修远兮，吾将上下而求索。"医学领域的复杂性及未知性，让我们有不断探索和创新的动力。同道们，让我们携起手来，共同为我国更年期女性的健康管理迈上一个新台阶而努力奋斗！

编者

2025 年元旦

目 录

第一章　骨质疏松症……………………………………… 1

第二章　乳腺结节………………………………………… 23

第三章　子宫肌瘤合并远端型肌营养不良………… 37

第四章　抑郁症…………………………………………… 47

第五章　焦虑症…………………………………………… 59

第六章　神经系统疾病…………………………………… 68

第七章　风湿病…………………………………………… 74

第八章　营养不良合并下丘脑性闭经………………… 83

第九章　肥胖……………………………………………… 91

第十章　烟雾病…………………………………………… 95

第十一章　急性血栓栓塞性疾病……………………… 104

第十二章　脑动脉狭窄………………………………… 113

第十三章　眩晕症合并皮肤瘙痒症…………………… 118

第十四章　其他相关疾病……………………………… 130

后记………………………………………………………… 141

第一章 骨质疏松症

病例 1

一、病例摘要

魏某某，女，45 岁，2019-6-24 就诊于我科。

主诉：绝经 2 年，关节酸痛半年。

现病史：患者 41 岁分娩，母乳喂养半年，停母乳后一直无月经来潮，42 岁于外院确诊绝经，予以雌、孕激素周期续贯治疗 1 个月后自行停药。半年前患者出现关节酸痛，无潮热、出汗，睡眠尚可。2019 年 4 月在校医院做骨密度检测，示骨质疏松症。2019-6-19 于我院骨质疏松门诊就诊，予以骨化三醇胶囊 0.25 μg 每日 2 次、鲑降钙素鼻喷剂 1 喷每日 1 次及碳酸钙 D_3 片 1 片每日 1 次等药物治疗。后由骨质疏松门诊转诊至更年期门诊就诊。

既往史：患者既往体健，否认高血压、糖尿病等慢性病史，否认骨折病史，无烟、酒不良嗜好。

月经及婚育史：既往月经规律，绝经 2 年余，G_6P_1，2015 年顺产分娩一胎，产后母乳喂养半年，停药后一直无月经来潮。

家族史：否认乳腺癌、血栓家族史，母亲有脆性骨折史。

体格检查：身高 160 cm，体重 54 kg，体重指数（body mass index，BMI）21.09 kg/m²，BP 120/80 mmHg，各关节无红肿、变形。

妇科检查：外阴呈已婚型；阴道畅，黏膜正常；宫颈光滑；宫体前位，正常大小，活动度可，无压痛；双侧附件区（-）。

辅助检查

2019-4 外院骨密度：腰椎 T 值 -2.8，股骨 T 值 -2.1。

2019-6-24 性激素三项：FSH 128 mIU/ml，LH 45.1 mIU/ml，E_2 98.4 pmol/L。

2019-6-24 甲状腺功能（简称"甲功"）五项：未见异常。

2019-6-24 骨标志物：骨钙素 25 ng/ml（参考范围 11～46 ng/ml），β 胶原降解产物 0.71 ng/ml（参考范围 0～0.573 ng/ml），总 I 型胶原氨基端肽 54.7 ng/ml（参考范围 13.1～58.5 ng/ml），25-羟维生素 D 52 ng/ml，全段甲状旁腺激素 31.74 pg/ml。

2019-6-24 血钙 2.29 mmol/L，血磷 1.24 mmol/L。

2019-7-4 妇科超声：子宫及双侧附件未见明显异常。

二、病例分析

1. 病例特点

（1）中年女性，45 岁。

（2）41 岁分娩，母乳喂养半年，停母乳后一直无月经来潮，42 岁于外院确诊绝经，绝经 2 年余。

（3）激素三项：FSH 128 mIU/ml，达到绝经水平。

（4）骨密度检查：腰椎 T 值 -2.8，小于 -2.5，骨质疏松症诊断明确。

2. 初步诊断　绝经期骨质疏松症。

3. 诊疗计划

（1）建议积极启动绝经激素治疗（menopausal hormone therapy，MHT）改善症状，延缓骨量丢失，维护骨骼健康。

（2）完善相关检查。

（3）出结果后返院，制订激素补充治疗方案。

（4）组织相关科室联合治疗。

三、诊治经过（表 1-1）

表 1-1 患者的治疗经过

日期	就诊科室	主诉	辅助检查	诊断	处理
2019-6-19	康复科、骨质疏松门诊	关节酸痛半年	骨密度检查示骨质疏松症，腰椎 T 值 -2.8，股骨 T 值 -2.1	骨质疏松症伴骨痛	骨化三醇胶囊、钙剂、降钙素
2019-6-24	妇科	绝经 3 年，关节酸痛半年	骨密度检查示骨质疏松症，腰椎 T 值 -2.8，股骨 T 值 -2.1	绝经期骨质疏松症	完善检测，建议积极 MHT
2019-7-8	妇科	绝经 3 年，关节酸痛半年，复诊	甲功正常，B 胶原降解产物 0.71 ng/ml，25-羟维生素 D 52 ng/ml	绝经期骨质疏松症	替勃龙 1.25 mg/d
2019-10-10	妇科、康复科	口服替勃龙 3 个月复查	B 胶原降解产物 0.36 ng/ml，25-羟维生素 D 59.8 ng/ml，钙 2.54 mmol/L，磷 1.15 mmol/L	绝经期骨质疏松症	替勃龙 2.5 mg/d，继续原抗骨质疏松方案
2019-11-14	妇科	口服替勃龙 4 个月复查，少量阴道流血 4 天	妇科彩超：子宫及双侧附件未见异常	绝经期骨质疏松症	改戊酸雌二醇 2 mg/d + 地屈孕酮 10 mg/d 口服
2020-6-17	妇科、骨质疏松门诊	MHT 及抗骨质疏松治疗 1 年，骨痛减轻	B 胶原降解产物 0.18 ng/ml。妇科彩超正常，乳腺彩超示右乳 BI-RADS 2 类增生结节	绝经期骨质疏松症	戊酸雌二醇 2 mg/d + 地屈孕酮 10 mg/d 口服，口服钙剂、骨化三醇及阿仑膦酸钠治疗
2021-2-22	妇科	绝经期骨质疏松，口服激素补充和抗骨松治疗，复诊	E_2 331 pmol/L，FSH 51.9 mIU/ml，乳腺彩超示右乳 BI-RADS 2 类增生结节	绝经期骨质疏松症	改服雌二醇片/雌二醇地屈孕酮片 1/10 mg 口服

日期	就诊科室	主诉	辅助检查	诊断	处理
2021-7-21	妇科、康复科	MHT 及抗骨质疏松治疗 2 年	B 胶原降解产物 0.03 ng/ml，钙 2.54 mmol/L，磷 1.15 mmol/L。骨密度：腰椎 T 值 −1.5~2.5，股骨 T 值 −0.4~−1.8	绝经期骨质疏松症	MDT（骨科、内分泌科、妇科）

相关检查

骨密度检查结果见表 1-2、1-3。

表 1-2 腰椎骨密度 T 值

	2020-7-31	2021-7-21	2022-8-31
L1	−2.3	−2.5	−2.2
L2	−1.9	−2.1	−2.5
L3	−2.5	−2.3	−2.3
L4	−1.8	−1.5	−1.4
总计	−2.1	−2.1	−2.1~−1.4

表 1-3 右侧股骨骨密度 T 值

	2020-7-31	2021-7-21	2022-8-31
颈部	−1.4	−1.1	−1.8
粗隆	−1.3	−1.0	−1.1
中间	−0.4	−0.4	−0.4
总计	−1.0	−0.8	−1.0
Ward 三角区	−2.5	−1.8	−2.2

经积级 MHT 及抗骨质疏松治疗，患者骨转化降低，骨吸收减少，骨量丢失无明显增加。患者骨密度相对稳定，无进一步降低，但也无明显升高，患者已积极 MHT 联合抗骨质疏松治疗 2 年余，是否维持该治疗方案，还是需更改抗骨质疏松治疗方案，建议内分泌科、骨科及妇科 MDT 会诊。

四、MDT 会诊

Q 患者提问：我已经补充激素同时抗骨质疏松治疗 2 年，骨密度并没有明显好转，我的治疗是有效的吗？

A 内分泌科专家回答：骨转换指标较前明显下降，骨密度稳定，说明治疗是有效的。

☆ **知识点 1**

骨转换标志物（bone turnover marker，BTM）是骨吸收与骨合成过程中产生的一些活性物质，能够反映骨细胞活动和骨基质代谢情况。BTM 分为骨形成标志物和骨吸收标志物[1]，前者反映成骨细胞活性及骨形成状态，后者反映破骨细胞活性及骨吸收水平。目前临床上常见的骨形成标志物有血清碱性磷酸酶（alkaline phosphatase，ALP）、骨钙素（osteocalcin，OC）、骨源性碱性磷酸酶（bone alkaline phosphatase，BALP）、Ⅰ型原胶原 C-端前肽（procollagen type Ⅰ C-prepeptide，P1CP）、Ⅰ型原胶原 N-端前肽（procollagen type Ⅰ N-prepeptide，P1NP），骨吸收标志物有空腹 2 h 尿钙/肌酐比值（ratio of urinary calcium to creatinine，UCa/Cr）、血清抗酒石酸酸性磷酸酶（tartrate-resistant acid phosphatase，TR ACP）、血清Ⅰ型胶原交联 C-末端肽（C-terminal telopeptide of type Ⅰ collagen，CTX）、尿吡啶啉（urinary pyridinoline，Pyr）、尿脱氧吡啶啉（urinary deoxypyridinoline，D-Pyr）、尿Ⅰ型胶原交联 N-末端肽（urinary N-terminal telopeptide of type Ⅰ collagen，U-NTX）及尿Ⅰ型胶原交联 C-末端肽（urinary C-terminal telopeptide of type Ⅰ collagen，U-CTX）。美国临床内分泌医师学会（American Association of Clinical Endocrinologists）/美国内分泌学会（American College of Endocrinology）《绝经后骨质疏松症的诊断和治疗指南—2020》提出[2]，考虑使用BTM评估患者的依从性和治疗疗效。抗再吸收治疗可使BTM显著降低，而BTM显著升高则预示对合成代谢治疗的良好反应。

☆ 知识点2

抗骨质疏松治疗成功的指标有[2]：①如果患者的骨密度稳定或增加，没有新发骨折的证据或椎骨骨折进展，则考虑为骨质疏松症的药物治疗反应。②骨转换指标等于或低于绝经前期女性的中值作为服用抗骨吸收药物患者的治疗目标。国际骨质疏松症基金会（International Osteoporosis Foundation，IOF）监测骨质疏松症治疗流程也指出，诊断骨质疏松症，治疗前检测骨标志物，重点关注β胶原降解产物和总Ⅰ型胶原氨基端肽，治疗后3个月监测骨标志物。对于抗骨吸收治疗，如β胶原降解产物明显下降（>35%~55%），则维持目前治疗，继续监控，每隔6~12个月检查一次。该患者在治疗过程中动态监测BTM，均呈下降趋势，说明治疗有效。

患者提问：我如果只吃抗骨质疏松药物，不补充激素可以吗？我比较担心激素治疗的副作用。

妇科专家回答

（1）建议继续MHT。患者诊断骨质疏松症明确，雌激素缺乏是绝经女性骨质疏松症最重要的发病机制之一（图1-1）。绝经后激素补充的适应证就是存在骨质疏松症高危因素、低骨量、绝经后骨质疏松症及有骨折风险、患者绝经年龄较早、<45岁、有脆性骨折家族史以及骨密度检查示骨质疏松症。尽早启动MHT可以抑制破骨细胞活性及降低骨转化，预防绝经后骨质快速丢失及骨质疏松症，降低骨折的风险。需要明确MHT的目的不是提高骨密度，而是维持骨密度

不进一步降低，预防骨质疏松性骨折的发生。建议患者在抗骨质疏松治疗的同时继续 MHT。

（2）关于患者担心的激素治疗的副作用，尽早启动 MHT，除了骨质疏松症外，在心血管系统、神经系统及糖、脂代谢方面等均会受益。在 MHT 过程中，患者需定期体检，定期评估 MHT 的获益与风险，若无禁忌证，或者获益大于风险，则建议继续治疗。

☆ 知识点 3

绝经后骨质流失加速与雌激素下降有关，2022 年北美绝经学会（North American Menpause Society，NAMS）关于激素补充治疗的立场声明也指出[3]：采用激素治疗预防健康绝经后女性的骨质流失，

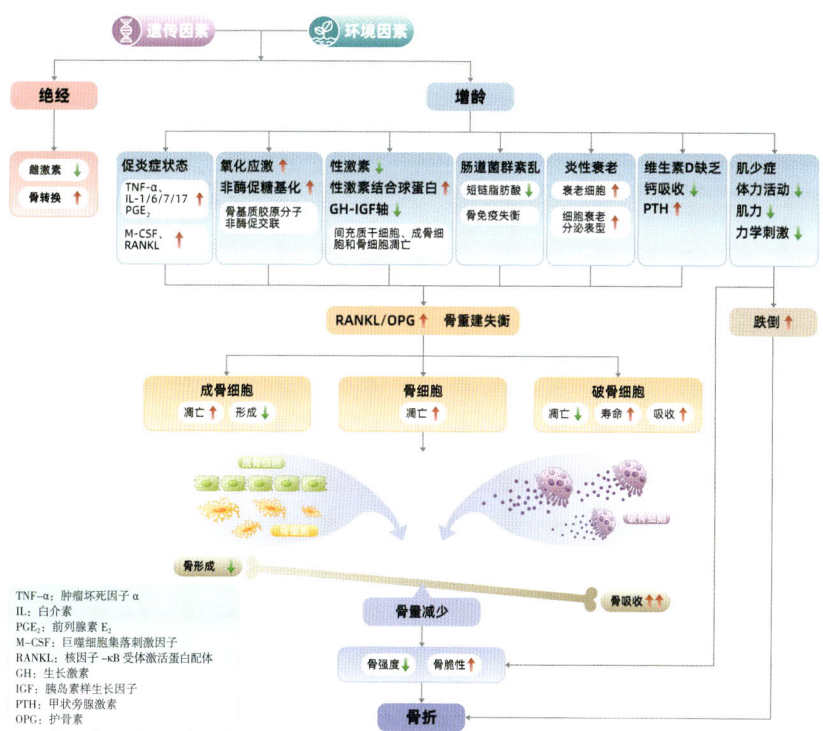

图 1-1 原发性骨质疏松症的发病机制

对骨密度的影响与剂量相关。激素治疗可降低健康绝经后女性的骨折风险。在没有禁忌证的情况下，对于年龄较小的女性，年龄为60岁以内或绝经10年内，激素治疗是一种恰当的保护和防止骨质流失的方法。美国妇产科医师学会于2022年发布的《绝经后骨质疏松症管理指南》也指出[4]：雌激素单独治疗（对于无子宫的患者）或与孕激素联合治疗可被视为预防骨质流失和骨折的一种选择。停止激素治疗后，出现相对快速的骨丢失和骨折保护的丧失。这可以通过改用双膦酸盐或其他抗吸收剂来预防。《中国绝经管理与绝经激素治疗指南2023版》指出[5]：绝经后或在雌激素缺乏的任何阶段，尽早启动MHT获益更大，可获得骨质疏松性骨折的一级预防。

☆ **知识点4**

MHT的随访[5]：按照MHT的规范流程，第1年分别在用药后1、3、6及12个月随访，以后每年应至少进行一次个体化风险与获益评估，根据评估情况调整给药方案。MHT的使用年限无限制，每年随访时评估，若有适应证，且利大于弊，可长期应用。

Q 患者提问：抗骨质疏松药物阿仑膦酸钠已口服1年，是否需要换药？

A 内分泌专家回答：绝经后骨质疏松症患者除了积极MHT外，抗骨质疏松治疗也很重要。多个指南均推荐双膦酸盐类作为抗骨质疏松治疗的首选用药。该患者抗骨质疏松治疗方案选择的是阿仑膦酸钠联合MHT，符合指南推荐，且治疗有效，建议继续维持该治疗方案。

☆ **知识点5**

美国内分泌学会2019年发布的《ENDO绝经后女性骨质疏松症的药物治疗临床实践指南》[6]指出：骨折风险高的绝经后女性，初始治疗可选用双膦酸盐类、破骨细胞分化因子抑制剂（地诺单抗）或特立帕肽。若以上药物不能耐受或者不能获得，也可应用选择性雌激素受体调节剂和降钙素等。我国《原发性骨质疏松症诊疗指南（2022）》[1]也指出：骨质疏松症的主要治疗目标是降低骨折发生风险，目前骨质疏松症的药物治疗已逐步转为依据骨折风险分层的治疗策略。符合骨质疏松症诊断的患者均属于骨折高风险者，初始药物可选择阿仑膦酸钠和利塞膦酸钠等。若口服药物不耐受，可选择唑来膦酸或地舒单抗等。

Q 患者提问：我平时在生活中需要注意哪些方面？

A 骨科专家回答：该患者经过积极抗骨质疏松治疗及 MHT，骨密度基本稳定，没有进一步降低，说明治疗有效。对于绝经后骨质疏松症的治疗，除了抗骨质疏松药物，国内外指南[2,7]均提到通过健康的生活方式来维持骨健康，适度增加运动，加强营养，每半年复查骨代谢标志物，每年复查骨密度。

☆ **知识点6**

健康的生活方式包括：健康饮食[控糖（≤50 g/d）、少油（25~30 g/d）、限制盐的摄入（≤6 g/d）、戒烟、限酒]，提倡规律的负重运动和肌肉强化运动，以及摄入足量钙和维生素 D。钙和维生素 D 的摄入量应为：①骨质疏松症患者维持血清 25- 羟维生素 D ≥ 30 ng/ml（优选范围 30~50 ng/ml）；②必要时补充维生素 D_3，通常需要每天给予 1000~2000 IU，以维持最佳的血清 25- 羟维生素 D 水平；③对于年龄 ≥ 50 岁的女性，告知患者饮食中应维持足够的钙摄入量，每天钙总摄入量（包括饮食和其他补充剂）为 1200 mg。

患者后续随访：患者至今仍在我科及骨质疏松门诊随访，无不适。定期复查骨密度，显示保持稳定状态，并动态监测骨代谢标志物，显示呈低转化水平。

五、病例思考

结合该病例，对于绝经后骨质疏松症患者有如下建议。

1. MHT可作为预防年龄＜60岁及绝经10年内女性骨质疏松性骨折的一线方案选择。

2. 对骨折风险高的患者，应积极进行药物性骨质疏松症治疗。双膦酸盐可作为大多数绝经后骨折风险增加患者的初始治疗。

3. 应当重视规范的随访，在骨质疏松症患者的初始评估、药物疗效评估及随访中，考虑使用骨转换标志物检查作为定期监测手段。

4. 绝经期骨质疏松症女性的治疗应个体化。对于重度骨质疏松症患者，采用多学科合作整体化治疗可使患者获益最大化。

参考文献

[1] 中华医学会骨质疏松和骨矿盐疾病分会. 原发性骨质疏松症诊疗指南（2022）[J]. 中华骨质疏松和骨矿盐疾病杂志, 2022, 15（6）: 573-611.

[2] CAMACHO P M, PETAK S M, BINKLEY N, et al. American Association of Clinical Endocrinologists/American College of Endocrinology clinical practice guidelines for the diagnosis and treatment of postmenopausal osteoporosis—2020 update executive summary[J]. Endocr Pract, 2020, 26(5): 564-570.

[3] "The 2022 Hormone Therapy Position Statement of The North American Menopause Society" Advisory Panel. The 2022 hormone therapy position statement of The North American Menopause Society[J]. Menopause. 2022, Vol. 29(No.7): 767-794.

[4] ACOG Clinical Practice Guideline No. 2: Management of postmenopausal osteoporosis: correction[J]. Obstetrics and Gynecol, 2022, 140(1): 138.

[5] 中华医学会妇产科学分会绝经学组. 中国绝经管理与绝经激素治疗指南2023版[J]. 中华妇产科杂志, 2023, 58（1）: 4-21.

［6］EASTELL R, ROSEN C J, BLACK D M, et al. Pharmacological management of osteoporosis in postmenopausal women: an endocrine society clinical practice guideline [J]. J Clin Endocrinol Metab, 2019, 104(5): 1595-1622.

［7］中国老年学和老年医学学会骨质疏松分会妇产科专家委员会与围绝经期骨质疏松防控培训部. 围绝经期和绝经后妇女骨质疏松防治专家共识［J］. 中国临床医生，2020，27（8）：903-908.

病例 2

一、病例摘要

患者王某，48岁，2022-4-4 首次就诊于我科。

主诉：绝经 5 年，发现骨量减少 3 年余，骨质疏松 3 个月。

现病史：2017 年自然绝经，绝经后 1 年内有潮热、出汗症状，曾在外院采取 MHT 2 个月（克龄蒙），因乳房胀痛停药，之后未行 MHT。2019 年 7 月发现骨量减少，短暂口服阿仑膦酸钠及维生素 D_3，因发热停药。2022 年 1 月诊断为骨质疏松症及持续高脂血症，内分泌科建议转诊至更年期门诊。患者无明显骨痛以及其他绝经期不适。

既往史：否认高血压、糖尿病等慢性病病史，无烟、酒不良嗜好。有桥本甲状腺炎病史，2009 年因甲状腺乳头状癌行甲状腺部分切除术。之后患者长期在内分泌科复诊，调整优甲乐用量，并定期复查甲状腺功能，目前基本正常。

2010 年，在腹腔镜下行右侧卵巢巧克力囊肿剥除术。

2015 年，因"乳腺局灶性不典型增生"行右侧乳腺结节切除术。

2021 年 4 月，因左髋臼唇损伤在我院行髋关节手术。

月经及婚育史：43 岁绝经，已绝经 5 年。已婚，G_2P_0，人工流产 2 次。

家族史：否认乳腺癌及血栓家族史，母亲有脆性骨折史。

体格检查：生命体征平稳，BP 110/70 mmHg，各关节表面无红肿。

妇科检查：外阴呈已婚型；阴道畅，黏膜正常；宫颈光滑；宫体前位，正常大小，活动度可，无压痛；双侧附件区（－）。

辅助检查

2021-12-2 生化组合：血糖及肝、肾功能正常。总胆固醇

5.22 mmol/L（↑），甘油三酯 2.32 mmol/L（↑），高密度脂蛋白胆固醇 0.88 mmol/L（↓），低密度脂蛋白胆固醇 3.17 mmol/L。

2021-12-2 血常规：血红蛋白 135 g/L。

2021-12-2 甲功五项：TSH 2.03 μIU/ml，TT_3 0.88 ng/ml，TT_4 10.4 μg/dl，FT_3 2.96 pg/ml，FT_4 1.53 ng/dl。

2022-5-3 性激素：FSH 111 mIU/ml（↑），LH 45.9 mIU/ml（↑），E_2 0 pmol/L（↓）。

2022-5-3 骨标志物：骨钙素 18 ng/ml，β胶原降解产物 0.4 ng/ml，总Ⅰ型胶原氨基端肽 58.2 ng/ml，25-羟维生素 D 24.5 ng/ml，全段甲状旁腺激素 36.1 pg/ml。

2021-12-2 经阴道子宫及双侧附件超声：子宫体 3.0 cm×2.7 cm×2.1 cm，内膜厚 0.3 cm，左侧卵巢 1.3 cm×0.6 cm，右侧卵巢 1.4 cm×0.5 cm。

2022-1-27 骨密度：骨质疏松症，腰椎 T 值 -2.0，股骨 T 值左侧 -2.4，右侧 -2.6，股骨 T 值最低达 -3.5。

2022-2-24 甲状腺超声：甲状腺部分切除术后残余甲状腺实质弥漫性病变——符合 C-TIRADS 1 类，桥本甲状腺炎可能；左侧颈部Ⅲ、Ⅳ区多发淋巴结（结构欠清晰）——建议复查。

2022-4-9 消化系统超声：脂肪肝，胆囊息肉样病变，直径 0.3 cm。

2022-4-9 乳腺超声：双乳实性结节，符合 BI-RADS 3 类。右乳 0.4 cm×0.2 cm，左乳 0.5 cm×0.3 cm。

2022-5-5 乳腺钼靶摄影：右乳结节？BI-RADS 3 类。

二、病例分析

1. 病例特点

（1）中年女性，48 岁，慢性病程。

（2）绝经 5 年余，绝经后即有更年期症状，3 年前已诊断骨量减少，未积极干预。

（3）激素三项：FSH 111 mIU/ml，E_2 0 pmol/L，达到绝经水平。

（4）骨密度检查：腰椎 T 值 –2.0，股骨 T 值最低达 –3.5，骨质疏松症诊断明确。

（5）既往因"乳腺局灶性不典型增生"行右侧乳腺结节切除术，现乳腺超声及钼靶检查显示仍有 BI-RADS 3 类结节。

2. 初步诊断　绝经期、骨质疏松症、高脂血症、乳腺结节、乳腺结节手术史、甲状腺癌术后。

3. 诊疗计划

（1）患者有严重的骨质疏松症，建议启动积极 MHT，以改善症状，延缓骨量丢失，维护骨骼健康。

（2）鉴于患者骨质疏松症严重，有乳腺不典型增生手术史和乳腺结节，是否可以启动 MHT，请乳腺外科及骨科等相关科室联合治疗。

三、第一次 MDT 会诊（2022-5-13）

乳腺外科：熟悉病史，患者 2015 年因"乳腺局灶性不典型增生"行右侧乳腺结节切除术并定期复查，现仍有乳腺 BI-RADS 3 类结节，该结节暂无特殊处理。如果启动 MHT，建议在用药期间定期复查乳腺彩超及钼靶。

Q 患者提问：我之前的乳腺结节考虑为不典型增生，现在口服激素，会不会加速乳腺癌的复发？

A 乳腺科专家回答：该患者乳腺结节切除术后病理是局灶性不典型增生，属于乳腺良性疾病，不属于 MHT 的禁忌证。考虑到患者仍有 BI-RADS 3 类结节，根据我院更年期多学科保健中心制订的转诊标准作业程序（standard operating procedure，SOP）对于乳腺结节 ≥ 1.2 cm 的 BI-RADS 3 类结节，需转诊乳腺外科会诊，指导后续 MHT。针对该患者，半年内严格复查乳腺超声及钼靶即可。

☆ **知识点 1**

MHT 相关的乳腺癌风险很低。乳腺癌是女性中发病率最高、死亡率靠前的癌症，其发生的确切病因目前尚不明确，但与很多危险因素相关，如年龄、月经情况、乳腺癌家族史、乳腺良性肿瘤史、生殖系统疾病史等不可控因素，以及肥胖、是否生育和哺乳、精神及心理因素、运动、生活习惯、饮食以及性激素暴露病史等可控因素[1]。MHT 与乳腺癌的发生有一定关系。研究表明，若 MHT 不超过 5 年，并不增加乳腺癌的风险；若超过 10 年，将轻度增加乳腺癌的风险，但很低，甚至低于肥胖、酗酒及缺乏体育运动等带来的风险。多年来，大量的研究结果均没有得出 MHT 增加乳腺癌发生风险的直接依据。

骨科建议：患者乳腺结节术后，未使用 MHT，骨密度 T 值最低达 –3.5，诊断骨质疏松症明确。考虑到患者患有高胆固醇血症，建议合并使用双膦酸盐治疗，对于乳腺结节及高胆固醇血症均有益，并继续补充钙剂和维生素 D。

☆ **知识点 2**

双能 X 线吸收法（dual-energy X-ray absorptiometry, DXA）骨密度检测是临床和科研上最常用的骨密度测量方法，可用于骨质疏松症的诊断、骨折风险性预测和药物疗效评估，也是流行病学研究中常用的骨量评估方法[2]，主要测量部位是中轴骨，包括腰椎和股骨近端。DXA 股骨近端测量感兴趣区分别为股骨颈、大粗隆、全髋部和 Wards 三角区，其中临床上用于骨质疏松症诊断的主要观察部位是股骨颈和全髋部。

☆ **知识点 3**

对于绝经后女性，目前通用的是基于外周双能 X 线吸收法（peripheral dual energy X-ray absorptiometry, pDXA）测量的骨密度，通常需要转换为 T 值（T-score）用于骨质疏松症的诊断。具体分类参照 WHO 的推荐（表 1-4）。骨质疏松症防治的基本措施是调整生活方式以及补充钙剂、维生素 D，同时服用抗骨质疏松症药物。

表 1-4 基于 DXA 测定骨密度的分类标准

诊断	T 值
正常	T 值 ≥ -1.0
骨量减少	-2.5 < T 值 < -1.0
骨质疏松症	T 值 ≤ -2.5
严重骨质疏松症	T 值 ≤ -2.5，并出现脆性骨折

妇科建议：患者绝经 5 年，有与绝经相关的骨质疏松症，有明确启动 MHT 的指征。结合普外科及骨科会诊意见，在权衡利弊和风险后认为可以启动 MHT，予周期序贯方案，口服雌二醇片/雌二醇地屈孕酮片 1/10 mg，每天一次，一次一片，1 个月后返诊，同时注意乳腺复查及抗骨质疏松治疗。

☆ **知识点 4**

绝经后骨质疏松症属于原发性骨质疏松症，雌激素缺乏是最主要的发病机制之一[3]。雌激素水平降低会减弱对破骨细胞的抑制作用，导致骨吸收功能增强；尽管成骨细胞介导的骨形成也有增加，但不足以代偿过度骨吸收；雌激素减少还能降低骨骼对力学刺激的敏感性，使骨骼表现为类似于失用性骨丢失的病理变化。如病例 1 所述，多个国内外指南均推荐在绝经后或雌激素缺乏的任何阶段尽早启动 MHT，会使患者获益更大，可获得骨质疏松性骨折的一级预防[4-5]。

Q 患者提问：既然绝经后骨质疏松症与雌激素降低有关，那么是否可以只进行 MHT，不采取其他抗骨质疏松治疗？

A 骨科专家回答：围绝经期和绝经后女性骨质疏松症防治的选择应该基于有效性、风险和成本的平衡，并根据围绝经期和绝经后女性的特点在不同阶段采取针对性的防治措施与方法。女性从围绝经期开始就要采取措施维持骨健康，包括保持健康的生活方式，摄入充足的钙和维生素 D，同时可以采用 MHT。另外，对于存在骨折高风险的女性，包括已经诊断骨质疏松症者和骨量低下（-2.5 < T 值 < -1.0），且 FRAX 工具计算出未来 10 年髋部骨折概率 ≥ 3%，或任何主要骨质疏松性骨折的发生概率 ≥ 20% 者，也可采用其他抗骨质疏松症药物治疗。MHT 是围绝经期和绝经后骨质疏松症的一级预防措施，MHT 可以预防围绝经期和绝经早期骨丢失，增加或维持骨密度。该患者 48 岁，绝经时间短于 10 年，如无 MHT 使用禁忌证，且 MHT 有效，骨密度及相关骨质疏松症状均有好转，可以考虑密切观察，根据后续骨密度复查结果再进行相应的用药方案调整。患者的后续就诊记录及相关检查见表 1-5。

表 1-5 患者后续就诊记录及相关检查

日期	随诊科室	检验	检查	处理
2022-5-13 至 2023-10-20	妇科	2023-5-3 性激素：FSH 67 mIU/ml，LH 25 mIU/ml，E_2 176 pmol/L	定期复查乳腺及消化系统超声，示乳腺结节及胆囊息肉变化不大	口服雌二醇/雌二醇地屈孕酮片 1/10 mg
2023-5-13 至今	内分泌科			继续口服优甲乐
2023-6-6	骨科	2022-5-2 骨标志物检查未见异常	2023-6-6 骨密度：腰椎最低 T 值 -1.7，均值 -1.4；右侧股骨最低 T 值 -3.5，均值 -2.2	患者前次 MDT 后口服阿仑膦酸钠 1 个月，因每次用药后有发热，最高可达 38.5～39 ℃，自行停药。考虑具有重度骨质疏松症，建议继续口服阿仑膦酸钠治疗

续表

日期	随诊科室	检验	检查	处理
2022-6-25	消化科		无痛胃镜：慢性萎缩性胃炎，A型胃炎？	给予生活指导，定期复查胃镜+活检，监测血常规、胃肠抗体谱、胃泌素及维生素B_{12}
2023-7-3	消化科		无痛胃镜：符合自身免疫性胃炎（A型胃炎）。免疫组化：CgA（+），Syn（+），Gastrin（-）	于风湿免疫科就诊，解释病情，生活指导，定期复查胃镜+活检，监测血常规、胃肠抗体谱、胃泌素、维生素B_{12}
2023-8-22、2023-8-29	风湿免疫科	2023-8-24：抗着丝点抗体（-），自身免疫肝病谱（-）；抗核抗体斑点型1:320，核仁型1:80，抗Scl-70强阳性（+++）。免疫球蛋白七项：补体C30 734 g/L（↓）。2023-8-31：抗Scl-70抗体389.22 U/ml，抗着丝点抗体（-）	2023-9-5胸部CT：双肺下叶炎症，建议治疗后复查，左肺上叶少许纤维条索，右乳侧副乳？	健康指导，饮食指导，完善检查，出结果返诊看结果
2023-10-11	妇科			患者自2022-5-13 MDT后，规律MHT至今，月经规律。口服阿仑膦酸钠后有发热，用药1个月后自行停药。对A型萎缩性胃炎，目前完善自身免疫系统检查。建议申请骨科、风湿免疫科、药剂科及妇科的多学科会诊，评估药物治疗方案

相关检查：见表1-6、表1-7。

表1-6 骨标志物及激素检查

时间	骨钙素（ng/ml）	B胶原降解产物（ng/ml）	总I型胶原氨基端肽（ng/ml）	25-羟维生素D（ng/ml）	全段甲状旁腺激素（pg/ml）	FSH（mIU/ml）	LH（mIU/ml）	E_2（pmol/L）
2022-5-3	18	0.4	58.2	24.5	36.1	111	45	0
2022-8-31				22.2				
2023-5-2	11	0.09	15.1	37.9	53.4	67	25	176

表1-7 血脂检查

时间	总胆固醇（mmol/L）	甘油三酯（mmol/L）	HDL（mmol/L）	LDL（mmol/L）
2021-12-2	5.22（↑）	2.32（↑）	0.88（↓）	3.17
2022-8-31	5.12	1.07	0.97	3.2
2023-5-2	5.43（↑）	1.55	1.03	3.47
2023-8-15	4.83	1.33	0.99	3.04

患者骨密度变化：见表1-8、1-9。

表1-8　腰椎骨密度T值

	2019-7-29	2022-1-27	2023-6-6
L1	−1.3	−2.3	−1.6
L2	−0.9	−1.7	−0.9
L3	−1.0	−1.8	−0.9
L4	−1.4	−2.2	−1.7
总计	−1.2	−2.0	−1.4

表1-9　右侧股骨骨密度T值

	2019-7-29	2022-1-27	2023-6-6
颈部	−1.7	−2.3	−2.2
粗隆	−1.9	−1.7	−1.4
中间	−1.2	−2.0	−2.1
总计	−2.0	−2.4	−2.2
Ward三角区	−3.1	−3.6	−3.5

患者为重度骨质疏松症，口服阿仑膦酸钠肠溶片后经常发热，难以坚持。目前存在A型萎缩性胃炎，风湿免疫指标异常，风湿免疫科建议选用不引起发热的抗骨质疏松药物，以减轻对免疫系统的影响。

必要时再次MDT（骨科、风湿免疫科、药剂科、妇科）。

四、第二次MDT会诊（2023-10-20）

骨科建议：因患者服用阿仑膦酸钠后出现发热等不良反应，且肝、肾功能等实验室检查指标没有明显异常，故建议使用地舒单抗进行治疗，定期监测骨代谢标志物和骨密度。

风湿免疫科建议：患者既往有桥本甲状腺炎，目前有明确的 A 型萎缩性胃炎，这些均为器官特异性自身免疫病。目前多项免疫指标异常，怀疑与系统性硬化症相关。虽然目前患者无明显的皮肤硬化，但是有胃食管反流症状，肺部有磨玻璃影，需要警惕系统性硬化症的可能性，建议患者到相关门诊密切随访，并暂停妇科 MHT。

药剂科建议：左甲状腺素与阿仑膦酸钠不存在相互作用，与雌二醇存在相互作用。目前研究显示，地舒单抗与雌二醇无相互作用。免疫抑制剂中环孢素主要经 CYP3A4 和 P- 糖蛋白途径代谢，他克莫司经 CYP3A4 代谢，具体等待患者启动治疗后再行咨询。

妇科建议：鉴于目前患者需要明确是否存在系统性硬化症，故建议暂停妇科 MHT。对于骨质疏松症，建议进行规范的抗骨质疏松治疗。

☆ **知识点5**

双膦酸盐有发热的不良反应，如何更换方案？

针对这种情况，可以考虑换用其他抗骨质疏松症药物，常用破骨细胞分化因子抑制剂（地舒单抗）或促骨形成剂甲状旁腺激素类似物（特立帕肽）。

地舒单抗是一种抗核因子 -κB 配体受体激动剂的人单克隆抗体。皮下注射 60 mg 6 个月，可显著降低椎体、非椎体和髋部骨折的风险。地舒单抗相对安全和容易耐受，但存在低钙血症的风险，尤其是维生素 D 水平低下及骨转换率高的患者。

甲状旁腺激素类似物（特立帕肽）通过促进骨形成显著降低椎体和非椎体骨折的风险，可以用于严重的骨质疏松症或同时用其他方法治疗的骨折患者。每天皮下注射，最长可使用 24 个月。治疗 24 个月后，应当考虑使用抑制骨吸收剂。与其他制剂相比，甲状旁腺激素类似物可能因费用高昂而使用受限。特立帕肽（20 mg）的不良反应主要包括头晕、腿部痉挛以及轻微提高血清钙浓度而导致高钙血症，建议在使用前检查血清钙。

知识点 6
对于 A 型萎缩性胃炎患者，是否可行 MHT？

A 型萎缩性胃炎是器官特异性自身免疫病，与多种风湿免疫病相关，包括但不限于干燥综合征、系统性红斑狼疮及系统性硬化症。该患者无皮肤硬化，有胃食管反流症状，肺部磨玻璃影不除外间质性肺炎。抗着丝点抗体或抗 Scl-70 抗体为系统性硬化症特异性自身抗体。该患者抗 Scl-70 抗体呈高滴度阳性，需要考虑为皮肤硬化的系统性硬化症。雌激素虽然不是自身免疫性疾病的绝对禁忌证，但是确实有研究表明，雌激素可能促进自身免疫病发展，所以建议停用雌激素。

参考文献

[1] SINGLETARY S E. Rating the risk factors for breast cancer[J]. Ann Surg, 2003, 237: 474-482.

[2] 中华医学会骨质疏松和骨矿盐疾病分会. 原发性骨质疏松症诊疗指南（2022）[J]. 中华骨质疏松和骨矿盐疾病杂志, 2022, 15（6）: 573-611.

[3] KHOSLA S, MONROE D G. Regulation of bone metabolism by sex steroids[J]. Cold Spring Harb Perspect Med, 2018, 8: a031211.

[4] ACOG Committee on Clinical Practice Guidelines—Gynecology. Management of postmenopausal osteoporosis: ACOG Clinical Practice Guideline No. 2. Obstet Gynecol, 2022, 139(4): 698-717.

[5] 中华医学会妇产科学分会绝经学组. 中国绝经管理与绝经激素治疗指南 2023 版[J]. 中华妇产科杂志, 2023, 58（1）: 4-21.

第二章 乳腺结节

一、病例摘要

王某，女，47岁，2022-4-25于我科就诊。

主诉：绝经4年，发现骨质疏松症就诊于更年期门诊。

现病史：患者4年前绝经，绝经1年时有潮热、出汗，曾就诊于某知名三甲医院，口服戊酸雌二醇/雌二醇环丙孕酮片（克龄蒙）2个月，因乳房胀痛停药，目前无不适。患者因高脂血症于内分泌科就诊时发现存在骨质疏松症，在医生的建议下就诊于我科。患者要求行MHT。

既往史：2008年患有甲状腺乳头状癌，行右侧甲状腺全切+左侧次全切，目前口服优甲乐75 μg。

2009年行卵巢巧克力囊肿（简称"巧囊"）剔除术。

2015年因乳腺穿刺病理示"乳腺局灶性不典型增生"行右侧乳腺结节切除术。

2021年4月因右髋盂唇损伤于我院行髋关节手术。

月经及婚育史：绝经4年，G_2P_0，人流2次。

家族史：否认乳腺癌或血栓等家族史。

体格检查：生命体征正常，双侧乳腺未触及明显肿物。

妇科检查：外阴呈已婚型，阴道畅，宫颈光滑，子宫前位，萎缩，质中，活动度可，无压痛，双侧附件未及异常。

辅助检查

2021-11-28液基薄层细胞学检查（thin-prep cytology test，TCT）

及人乳头瘤病毒（human papilloma virus，HPV）检查无异常。

2021-12-2 血常规及甲功五项检查无异常。血生化检查示总胆固醇 5.22 mmol/L（↑），甘油三酯 2.32 mmol/L（↑）。

2021-12-12 妇科阴道彩超：子宫体 3.0 cm×2.7 cm×2.1 cm，内膜厚 0.3 cm，左侧卵巢 1.3 cm×0.6 cm，右侧卵巢 1.4 cm×0.5 cm。

2022-1-27 骨密度检查：椎骨 T 值 L1 −2.3，L2 −1.7，L3 −1.8，L4 −2.2，总体 −2.0；右侧股骨颈 T 值 −2.3，三角区 −3.6，总体 −2.4；左侧股骨颈 T 值 −3.5，三角区 −3.0，总体 −2.6。提示骨质疏松症。

2022-4-9 乳腺超声：双侧乳腺存在实性结节，BI-RADS 3 类，右侧乳腺 0.4 cm×0.2 cm，左侧乳腺 0.5 cm×0.3 cm。

2022-4-9 腹部超声：脂肪肝，胆囊息肉样病变 0.3 cm×0.3 cm。

诊断：①绝经综合征；②乳腺结节；③骨质疏松症；④乳腺结节切除手术史；⑤巧囊剔除术后；⑥胆囊息肉；⑦高脂血症；⑧甲状腺癌术后；⑨髋关节手术史。

二、病例分析

1. 病例特点

（1）围绝经期女性，47 岁，绝经 4 年。

（2）2015 年因乳腺穿刺病理示"乳腺局灶性不典型增生"行右侧乳腺结节切除术。2021 年 4 月因右髋盂唇损伤在我院行髋关节手术。

（3）辅助检查

2021-12-2 血生化检查示总胆固 5.22 mmol/L（↑），甘油三酯 2.32 mmol/L（↑）。

2022-1-27 骨密度检查提示骨质疏松症。

2022-4-9 乳腺超声示双侧乳腺实性结节，BI-RADS 3 类。

2. 初步诊断　绝经综合征、乳腺结节、乳腺结节切除手术史、骨质疏松症、高脂血症、胆囊息肉、巧囊剔除术后、髋关节手术史、甲状腺癌术后。

3. 诊疗计划

（1）建议患者行乳腺钼靶检查后提请多学科会诊：妇科、普外科（针对乳腺问题）及骨科（针对骨质疏松症）。

（2）患者目前有与绝经相关的骨质疏松症问题，有明确启动MHT的适应证。鉴于既往病史，进行多学科会诊后可以酌情针对骨质疏松症和更年期健康进行综合管理和用药。

（3）完善实验室检查。

三、诊治经过

见表 2-1。

表 2-1 患者的诊治经过

日期	就诊科室	主诉	辅助检查	诊断	处理
2022-5-13	妇科	绝经4年，骨质疏松症、高脂血症	2022-5-5 乳腺钼靶：右侧乳腺结节 BI-RADS 3 类；2022-5-3 性激素三项：E_2 0 pmol/L，FSH 111 mIU/ml，LH 45.9 mIU/ml；2022-5-13 骨标志物检查：骨钙素 18 ng/ml，B胶原降解产物 0.4 ng/ml，总Ⅰ型胶原氨基端肽 58.2 ng/ml，25-羟维生素D 24.5 ng/ml，全段甲状旁腺激素 36.1 pg/ml	绝经期综合征、乳腺结节、乳腺结节切除术后、骨质疏松症及高脂血症	① MDT（妇科、普外科、骨科）；②雌二醇片/雌二醇地屈孕酮片（芬吗通）1/10 mg 口服；③阿仑膦酸钠口服
2022-6-10	妇科	口服芬吗通1个月后复查		同前	继续口服芬吗通
2022-6-10	骨科	服用阿仑膦酸钠后出现发热			

续表

日期	就诊科室	主诉	辅助检查	诊断	处理
2022-9-2	妇科	口服芬吗通4个月,月经规律	2022-8-31:骨标志物及血生化检查无明显异常	同前	继续口服芬吗通
2022-10-28	妇科	口服芬吗通5个月余,LMP 2022-10-5,经量减少	2022-10-19阴道彩超:子宫体3.8 cm×3.3 cm×2.0 cm,内膜厚0.4 cm;2022-10-19乳腺超声:双侧乳腺未见占位性病变,BI-RADS 1类	同前	继续口服芬吗通
2023-4-19	妇科	绝经期伴骨质疏松症,口服芬吗通11个月		同前	完善实验室检查
2023-5-17	妇科	绝经期伴骨质疏松症,口服芬吗通1年	2023-5-2:血常规、甲功及骨标志物检查无明显异常。血生化检查示总胆固醇5.43 mmol/L。激素三项:E_2 176 pmol/L,FSH 25.7 mIU/ml,LH 67.5 mIU/ml。2023-4-23阴道超声:子宫内膜厚0.5 cm,子宫及双侧附件未见异常。2023-5-9腹部超声:脂肪肝,胆囊息肉样病变,大小0.3 cm×0.2 cm。2023-5-9乳腺超声:双侧乳腺实性结节,BI-RADS 3类,右乳0.4 cm×0.2 cm,左乳0.5 cm×0.3 cm	同前	
2023-6-14	妇科	绝经期伴骨质疏松症,口服芬吗通1年余	2023-6-6骨密度检查:骨质疏松症。椎骨T值-1.4,左股骨T值-1.8,右前臂T值-2.0	同前	骨密度较1年前好转,继续口服芬吗通

四、MDT 会诊

Q 患者提问：我以前有乳腺结节切除手术史，现仍有乳腺结节，是否可以进行 MHT？

A 普外科（乳腺外科）专家回答：回顾既往病史，参阅既往住院手术病历、术后病理、近期我院复查的乳腺超声及钼靶结果，对于乳腺结节暂时无特殊处理。如果启动 MHT，建议在用药期间定期复查乳腺彩超及钼靶检查。

☆ 知识点 1

MHT 的禁忌证不包括乳腺良性疾病[1]。在目前的医疗及社会环境下，乳腺癌仍是威胁女性健康最常见的恶性肿瘤[2]。部分乳腺良性疾病，如乳腺囊肿、乳腺上皮不典型增生等患者的乳腺癌发生风险是升高的[3-5]。《中国绝经管理与绝经激素治疗指南 2023 版》指出：MHT 与乳腺癌的关系颇为复杂，MHT 方案的选择、具体使用的药物及使用时间的长短以及患者的自身因素都有可能产生影响。雌、孕激素联合应用轻微增加乳腺癌的风险，这种风险比不良生活方式引起乳腺癌的风险还低。单用雌激素不会额外增加乳腺癌的风险[1]。

Q 进修医生提问：那么我们在使用 MHT 过程中如何评估乳腺，从而早期发现病变呢？

☆ 知识点 2

我国女性乳腺癌的高发年龄大约为 45 岁，比欧美女性提前 10～20 岁[6]。我国女性的乳腺比较致密，乳腺超声对乳腺癌的检出率和准确性都优于乳腺钼靶，而且比乳腺钼靶经济[7]，在实际工作中可根据患者的具体情况结合乳腺 X 线检查，高危人群联合乳腺 MRI。乳腺超声的影像报告和数据系统评价分类见表 2-2[8]。

☆ 知识点 3

乳腺的随访按照 MHT 的规范流程，第 1 年分别在用药后 1、3、6

及 12 个月随访，以后每年应至少进行 1 次个体化风险与获益评估[1]。如实施 MHT 过程中出现乳腺不适、肿痛等异常情况，应及时复诊。

乳腺自我检查（breast self-examination, BSE）指女性自己进行定期的乳腺手诊检查。

乳腺超声检查值得重视的征象有：①不规则外形，蟹足样改变；②肿块合并钙化；③有丰富的血流信号；④纵横比大于 1；⑤囊肿囊壁增厚或囊内有低回声。

表 2-2 乳腺超声检查的诊断评估分类

分类	描述	恶性可能性
BI-RADS 0 类	超声检查获得的诊断信息不完整，无法评价，需召回患者，建议其行其他影像学检查如 MRI 或 X 线后再评估	-
BI-RADS 1 类	阴性，超声检查无异常发现，即乳腺超声检查显示乳腺结构清晰，无肿块、皮肤增厚或微钙化等（如果发现有乳内淋巴结或腋前淋巴结，但淋巴结形态无异常，显示淋巴门，均视为正常淋巴结，也属于 1 类）	0
BI-RADS 2 类	良性病变，包括乳腺良性肿块（单纯囊肿、积乳囊肿、随访后无改变的纤维腺瘤、纤维脂肪腺瘤或脂肪瘤）、肯定的良性钙化及乳腺假体植入等	0
BI-RADS 3 类	良性可能性大。新发现的纤维腺瘤、囊性腺病、瘤样增生结节（属于不确定类）、未扪及的多发复杂囊肿或簇状囊肿、病理明确的乳腺炎症及恶性病变的术后早期随访都可归于该类。对于 3 类患者，建议短期随访（每 3~6 个月一次），2 年随访无变化者可以降为 2 类	$0 < X \leq 2\%$
BI-RADS 4 类	可疑恶性。建议行病理学检查（如细针抽吸细胞学检查、穿刺组织活检或手术活检）以明确诊断	$2\% < X < 95\%$

续表

分类	描述	恶性可能性
BI-RADS 4A 类	低度可疑恶性。病理报告结果一般为非恶性，在获得良性的活检或细胞学检查结果后应进行 6 个月或常规的随访，例如，可扪及的、局部界限清楚的实质性肿块，超声特征提示为纤维腺瘤；可扪及的复杂囊肿或可能的脓肿	$2\% < X \leqslant 10\%$
BI-RADS 4B 类	中度可疑恶性。属于此分类的病灶影像学表现与病理紧密相关。对部分界限清楚、部分界限不清的纤维腺瘤或脂肪坏死，可进行随访，但对乳头状瘤则可能需要切除活检	$10\% < X \leqslant 50\%$
BI-RADS 4C 类	高度疑似恶性，但非 5 类典型恶性，例如，边界不清的不规则实质性肿块或新出现的簇状细小多形性钙化。该类病灶很可能是恶性结果	$50\% < X \leqslant 95\%$
BI-RADS 5 类	高度提示恶性的病灶，有典型乳腺癌的影像学特征，包括毛刺、成角（锯齿）、分支形态（蟹足）、微小叶、微钙化、厚壁声晕、纵横比 > 1 及后场衰减等。建议在无禁忌证的情况下先行活检，如穿刺活检或手术切除活检，然后再做临床处理	$X > 95\%$

注："—"表述不适用，"X"表示恶性可能性。

☆ 知识点 4

在随访过程中，我院普外科对于乳腺结节 ≥ 1.2 cm 的 BI-RADS 3 类结节进行会诊，指导后续 MHT。

该患者乳腺结节切除术后的病理显示为局灶性不典型增生，属于癌前病变，乳腺癌的发病风险相对增高，但是已随访 7 年，患者并未发生乳腺癌，目前乳腺超声检查仅发现 BI-RADS 3 类小结节

（图2-1）。我们在进行MHT时严格遵守随访时间，定期复查乳腺超声。予MHT 1年后复查，示乳腺结节无变化。

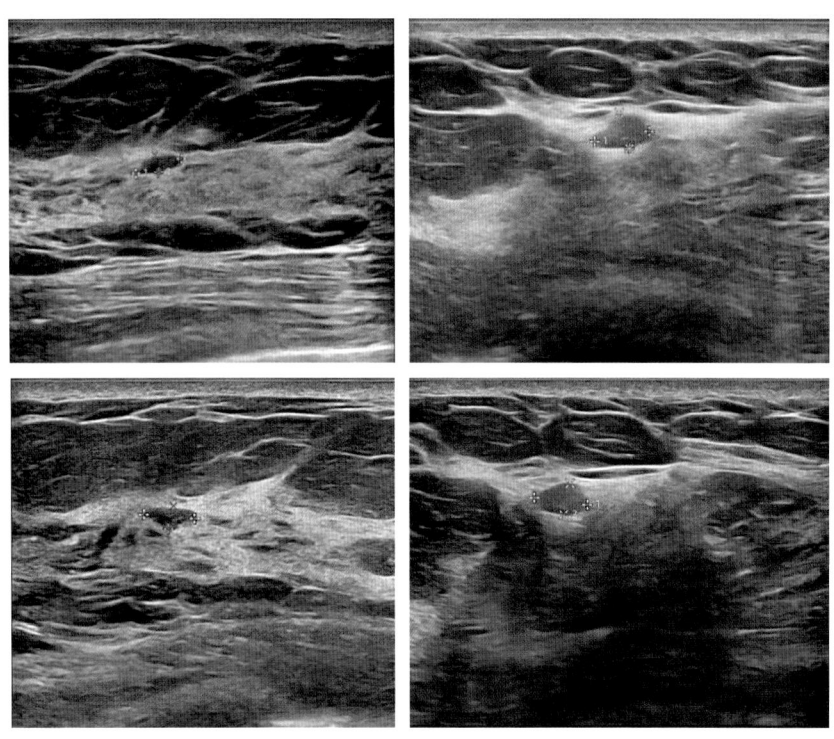

A. 2022-4-9 右乳腺结节，方位与皮肤平行，边缘光整、清晰，大小0.4 cm×0.2 cm BI-RADS 3 类；B. 2022-4-9 左乳腺结节，椭圆形，边缘光整、清晰，大小0.5 cm×0.3 cm BI-RADS 3 类；C. 2023-5-9 右乳腺结节，方位与皮肤平行，边缘光整、清晰，大小0.4 cm×0.2 cm BI-RADS 3 类；D. 2023-5-9 左乳腺结节，椭圆形，边缘光整、清晰，大小0.5 cm×0.3 cm BI-RADS 3 类

图2-1　乳腺超声图像

Q 进修医生提问：乳腺癌术后或有乳腺癌家族史的患者是否可以进行MHT？

☆ 知识点5

对于激素受体阳性乳腺癌生存患者，不建议全身应用MHT。若有潮热、出汗、失眠等全身症状，首选中药等非激素治疗；若出现绝经生殖泌尿综合征（genitourinary syndrome of menopause，GSM），首先考虑使用阴道保湿剂和润滑剂。如用药后症状不能缓解，可选用阴道局部应用的雌激素软膏或栓剂[1]。

☆**知识点6**

对有乳腺癌家族史的女性进行MHT不会进一步增加乳腺癌的风险，即MHT和家族史与发生乳腺癌风险之间的关系是相互独立的[1]。

请注意：有乳腺癌家族史者属于高危人群，采用MHT时需慎重。

患者提问：绝经后骨质疏松症既然与雌激素降低有关，那么是否可以只进行MHT，不合并使用其他抗骨质疏松治疗？

骨科专家回答：患者乳腺结节切除术后，未使用MHT，若骨密度检查T值最低＜-3.5，身高目前无明显缩短，有高胆固醇血症，建议同时使用双膦酸盐治疗，对于乳腺结节、高胆固醇血症均可获益，并继续补充钙剂和维生素D。

随着我国人口结构的变化，老龄化加剧，骨质疏松症的患病率迅速上升。我国流行病学调查显示50岁以上人群骨质疏松症的患病率达到19.2%（其中女性占32.1%，男性占6.9%），65岁以上人群的患病率高达32%（其中又以女性居多，为51.6%，男性仅为10.7%）[9-10]。骨质疏松症危害巨大，调查显示其是老年人致残和致死的主要原因之一。绝经后骨质疏松症属于原发性骨质疏松症，雌激素缺乏是最主要的发病机制之一[11]。雌激素可抑制破骨细胞的活性，绝经后随着雌激素水平的降低，对破骨细胞的抑制作用减弱，导致骨吸收功能增强。尽管骨形成亦有所增加，但不足以代偿骨吸收。雌激素还能提高骨骼对力学刺激的敏感性，绝经后雌激素的下降，使骨骼出现类似于失用性骨丢失的表现[12]。

☆**知识点7**

对于绝经后女性，基于骨密度的骨质疏松症的诊断标准，参照WHO推荐的诊断标准（参见表1-2）。外周双能X线吸收仪（pDXA）

测量的骨密度一般需要转换为 T 值（T-score）用于诊断，T 值 =（骨密度的实测值 – 同种族同性别正常青年人峰值骨密度）÷ 同种族同性别正常青年人峰值骨密度的标准差[12]。骨质疏松症防治的基本措施是调整生活方式和补充钙剂、维生素 D，同时服用抗骨质疏松药物。

该患者绝经 4 年，T 值< –3.5，属于绝经后原发性骨质疏松症，是 MHT 的适应证，建议同时服用双膦酸盐、钙剂和维生素 D。患者因服用阿仑膦酸钠后多次出现发热，自行服药 1 个月后停药至今。经过 1 年的 MHT，骨密度得到了显著提高。

骨密度检查见表 2-3、表 2-4。

表 2-3　腰椎骨密度 T 值

	2019-7-29	2022-1-27	2023-6-6
L1	–1.3	–2.3	–1.6
L2	–0.9	–1.7	–0.9
L3	–1.0	–1.8	–0.9
L4	–1.4	–2.2	–1.7
总计	–1.2	–2.0	–1.4

表 2-4　右侧股骨骨密度 T 值

	2019-7-29	2022-1-27	2023-6-6
颈部	–1.7	–2.3	–2.2
粗隆	–1.9	–1.7	–1.4
中间	–1.2	–2.0	–2.1
总计	–2.0	–2.4	–2.2
Ward 三角区	–3.1	–3.6	–3.5

骨科专家建议：按照指南，对于绝经后骨质疏松症女性，除了要进行常规的营养、运动、日照、钙和维生素 D 补充外，还需要进行抗骨质疏松症治疗。患者对双膦酸盐不耐受，按照围绝经期指南进行 MHT，取得良好效果。这提示我们，当患者对某种抗骨质疏松症药物不耐受时，可以考虑根据指南马上更换抗骨质疏松症药物，以持续提高骨密度，降低骨折风险。

Q 患者提问：我现在 47 岁，已绝经 4 年，有乳腺结节切除手术史，同时合并乳腺结节和骨质疏松症，如何进行 MHT？

A 妇科专家回答：您已绝经 4 年，有与绝经相关的骨质疏松症，有明确启动的 MHT 指征，结合普外科及骨科会诊意见，权衡利弊和风险后可以启动 MHT。建议从周期序贯治疗开始，芬吗通 1/10 mg 口服，每天 1 次，每次 1 片，服用 28 天，无须停药，继续下一个周期用药，1 个月后返诊，同时注意乳腺复查及抗骨质疏松治疗。

☆ **知识点 8**
MHT 方案及具体应用[3]

1. MHT 各种方案

（1）单孕激素方案：适用于围绝经期早期出现排卵障碍性异常子宫出血，没有明显的低雌激素症状，需要调整月经、保护子宫内膜时使用单孕激素，注意孕激素的量一定要足量、足疗程。

（2）单雌激素方案：适用于已经切除子宫的女性，一般连续用药。

（3）雌、孕激素序贯方案：适用于围绝经期、有子宫、希望每月仍有月经样出血的女性，有连续序贯方案和周期序贯方案。

（4）雌、孕激素连续联合方案：适用于绝经 1 年以上、有完整子宫但不希望有月经样出血的女性。

（5）替勃龙方案：适用于绝经 1 年以上、有子宫、但不希望有月经样出血的女性。每天半片到 1 片（1.25～2.5 mg）连续应用。

（6）阴道局部雌激素方案：适用于绝经生殖泌尿综合征（GSM）。

2. MHT 方案的具体应用　应遵循个体化方案原则。

（1）过早的低雌激素状态：一般采用雌、孕激素序贯方案，且雌激素剂量高于 MHT 的标准剂量。

（2）围绝经期和绝经后期早期（绝经 6 年以内）的健康女性：一般选择标准剂量或低剂量的雌激素 + 孕激素序贯方案。对于绝经 1 年以上、不愿意有月经样出血的女性，也可选择连续联合或替勃龙治疗。

（3）绝经后期晚期（绝经 6 年以上）的健康女性：一般选择低剂量雌激素 + 孕激素连续联合方案或替勃龙。雌激素优选经皮雌激素。

（4）超重或肥胖（BMI > 25 kg/m^2）且患有代谢综合征或高血压的女性：首选低剂量或超低剂量经皮雌激素 + 孕激素方案。

个体化方案原则上就是根据年龄、绝经时间、自身状况及 MHT 持续时间等制订最低、有效剂量的个体化方案，以达到获益最大，风险最低。

从上述讨论我们知道，绝经后女性由于雌激素缺乏导致骨量迅速下降，出现骨质疏松症，因此需要补充雌激素来减少绝经后女性的骨量丢失。但是 MHT 也有禁用和慎用的情况，比如对于乳腺癌患者不建议 MHT，而乳腺良性疾病（乳腺结节等）是 MHT 的慎用情况，但不是禁忌证。我们根据患者的具体情况，权衡利弊后启动 MHT，在实施 MHT 过程中监测乳腺情况以及骨质疏松症的改善状况。

总结：经过 MDT 会诊，我们充分认识到，良性乳腺结节（根据术后病理）切除手术史不是 MHT 的禁忌证，术后根据患者的具体情况可启动 MHT。乳腺结节也只是 MHT 的慎用情况，根据乳腺结节分类，结合超声及钼靶情况，如有 MHT 适应证，在严密观察下可进行 MHT。

随访：患者启动 MHT 1 年，在我科和骨科定期随访。乳腺结节无变化。因口服阿仑膦酸钠反复出现发热，故在服药 1 个月后自行停药,在进行MHT的过程中仅口服维生素D及钙剂。1年后复查骨密度,各项指标明显改善,继续芬吗通口服。2023年6月于骨科就诊后,计划重启阿仑膦酸钠治疗。

五、病例思考

结合该病例,对有乳腺结节切除手术史及乳腺结节的患者,应注意以下几点。

1. 乳腺良性疾病不是MHT的禁忌证,MHT不增加乳腺癌的发病风险。

2. 超声检查对中国女性的乳腺癌在检出率、准确性和成本效益比方面都显著优于X线检查。

3. 对于合并乳腺结节的患者,在启动MHT前以及治疗中多学科合作都有着非常重要的作用。在随访过程中应定期复查乳腺超声及钼靶,必要时结合增强MRI。如乳腺结节出现变化,应及时转诊普外科。

4. 对于围绝经期女性,采取MHT可减缓骨量丢失,预防骨质疏松症。

参考文献

[1] 中华医学会妇产科学分会绝经学组. 中国绝经管理与绝经激素治疗指南2023版[J]. 中华妇产科杂志, 2023, 58(1): 4-21.

[2] SUNG H, FERLAY J, SIEGEL R L, et al. Global cancer statistics 2020: globocan estimates of incidence and mortality worldwide for 36 cancers in 185 countries[J]. CA Cancer J Clin, 2021, 71(3): 209-249.

[3] 李红, 李朋, 陈震. 乳腺癌发病危险因素的Meta分析[J]. 实用预防医学,

2014, 21（9）：1097-1101.

［4］戴琼，杜玉开. 女性乳腺癌危险因素的 Meta 分析［J］. 中华疾病控制杂志，2010，14（6）：544-547.

［5］裴广军，付莉，崔亚玲，等. 中国女性乳腺癌危险因素的 Meta 分析［J］. 中国妇幼保健，2008，23（19）：2650-2652.

［6］FAN L, STRASSER-WEIPPL K, LI J J, et al. Breast cancer in China[J]. Lancet Oncol, 2014, 15(7): e279-e289.

［7］沈松杰，孙强. 中国女性乳腺癌筛查现状及适宜模式探索［J］. 协和医学杂志，2018，9：298-302.

［8］中华预防医学会. 中国女性乳腺癌筛查标准（T/CPMA 014-2020）［J］. 中华肿瘤杂志，2021，43（1）：8-15.

［9］中国疾病预防控制中心，中华医学会骨质疏松和骨矿盐疾病分会. 中国骨质疏松症流行病学调查报告（2018）［M］. 北京：人民卫生出版社，2021.

［10］WANG L, YU W, YIN X, et al. Prevalence of osteoporosis and fracture in China: the China Osteoporosis Prevalence Study [J]. JAMA Netw Open, 2021, 4(8): e2121106.

［11］KHOSLA S, MONROE D G. Regulation of bone metabolism by sex steroids [J]. Cold Spring Harb Perspect Med, 2018, 8: a031211

［12］中华医学会骨质疏松和骨矿盐疾病分会. 原发性骨质疏松症诊疗指南（2022）［J］. 中华骨质疏松和骨矿盐疾病杂志，2022，15（6）：573-561.

第三章　子宫肌瘤合并远端型肌营养不良

一、病例摘要

申某某，46岁，2021-3-24启动MHT。

主诉：月经紊乱6年，MHT 2年。

现病史：既往月经5/（25～30）天，经量中等，2017年（40岁）出现2次月经周期缩短10余天。2019年2月，月经淋漓不尽20余天，2019年12月停经2个月余，口服黄体酮（琪宁）后来月经。2020年月经周期25～40天。至2021年3月，停经4个月，FSH 49 mIU/ml，LH 35 mIU/ml，E_2 200 pmol/L。骨密度检查提示骨质疏松症。2021年4月因围绝经期、弥漫性子宫肌瘤病、骨质疏松症及远端型肌营养不良行MDT，之后予地屈孕酮（达芙通）后半周期治疗9个月，其间月经规律来潮。2021年12月停服达芙通后40余天未来月经，改为戊酸雌二醇（补佳乐）1 mg+达芙通10 mg，2个周期后出现阴道不规则出血，改为芬吗通1/10 mg连续序贯方案至今。患者无明显潮热、出汗，睡眠尚可。

既往史：2011年出现左下肢无力及行走障碍。2016年在天坛医院诊断远端型肌营养不良。当时进行基因检测，证实为*TTN*和*FLNC*基因杂合突变，可能致病，同时做了神经肌肉病理检查。近年自觉下肢远端肌力减退。2019年B超检查提示弥漫性子宫肌瘤病。2020年因出现皮肤过敏，平时日照较少。2013年3月，于我院行左侧卵巢畸胎瘤剔除术。

月经及婚育史：13岁初潮，既往月经5/（25～30）天，经量中等，无痛经。已婚，G₂P₁，自然分娩 1 次，早孕行人工流产术 1 次。

家族史：否认乳腺癌或血栓等家族史，家族中无远端型肌营养不良患者。

体格检查：身高 162 cm，体重 53 kg，BMI 20.1 kg/m²。

妇科检查：外阴呈已婚型，腺体阴性，阴道通畅，宫颈光滑，子宫前位，正常大小，质中、活动度好，无压痛，双侧附件未见异常。

辅助检查

2021-1-22 体检：甲功三项无异常。血和尿常规、心电图、胸部 X 线检查无异常。血生化检查示总胆固醇 5.88 mmol/L。TCT、HPV 均无异常。肝、胆、胰、脾、肾超声未见异常。

2021-3-20 停经 4 个月余性激素：FSH 49 mIU/ml，LH 35 mIU/ml，E_2 200 pmol/L。

2021-3-20 妇科经阴道彩色超声：子宫后位，宫颈长 2.7 cm，子宫体 6.0 cm×6.4 cm×5.7 cm，于子宫肌壁探及密集分布的多个大小不等的低回声。大的位于前壁，大小 2.5 cm×1.6 cm，周边血流信号不丰富，内膜厚 0.6 cm，右侧卵巢 2.2 cm×1.6 cm，左侧卵巢 2.3 cm×1.0 cm。诊断：子宫多发性肌瘤，弥漫性子宫肌瘤病。

2021-3-24 骨标志物：骨钙素 20.0 ng/ml，β胶原降解产物 0.24 ng/ml，总Ⅰ型胶原氨基端肽 36.8 ng/ml，25-羟维生素 D 8.2 ng/ml（↓），全段甲状旁腺激素 49.6 pg/ml。

2021-3-31 乳腺 B 超：双侧乳腺未见明显占位性病变，符合 BI-RADS 1 类。

2021-3-31 骨密度检查：腰椎 T 值 -2.3，股骨 T 值 -1.8。

二、病例分析

1. 病例特点

（1）中年女性，46 岁。

（2）月经紊乱6年，月经周期先缩短，后延长，其间还出现过月经淋漓不尽。FSH 49 mIU/ml，提示患者进入围绝经期。

（3）骨密度检查：腰椎T值 −2.3，股骨T值 −1.8，提示骨量减少，接近骨质疏松症的诊断标准。

（4）2016年在外院诊断远端型肌营养不良。基因检测存在异常，近年自觉下肢远端肌力减退。

2. 初步诊断　围绝经期、弥漫性子宫肌瘤病、骨量减少、远端型肌营养不良。

3. 诊疗计划

（1）从长期健康考虑，建议积极抗骨质疏松症治疗，并给予妇科对症处理。

（2）对于远端型肌营养不良，加强康复训练指导。

三、诊治经过

（一）妇科诊治经过

2021-3-1 停经2个月余，口服黄体酮胶囊后来经。

2021-12-24 开始达芙通后半周期治疗。

2021-12-31 停服达芙通后40余天未来月经，改为补佳乐1 mg+达芙通10 mg，出现不规则出血。

2022-3-11 改为芬吗通1/10 mg连续序贯方案至今。

（二）康复医学中心诊治经过

2014-7-23 可疑左侧腓神经损伤。

2016年天坛医院诊断为远端型肌营养不良。

2021-4-12 骨量减少，口服钙尔奇D及骨化三醇。

2014—2022 间断做康复治疗。

（三）相关检查

妇科 B 超检查提示弥漫性子宫肌瘤病。每 6 个月定期复查，子宫肌瘤无明显变化（表 3-1）。性激素六项及骨代谢标志物检查情况分别见表 3-2、表 3-3。

表 3-1　妇科 B 超检查情况

时间	子宫大小（cm）	前壁较大肌瘤（cm）
2019-3-7	6.1×8.1×4.1	2.4×1.8
2019-9-9	5.5×6.4×5.0	2.6×1.8
2021-3-20	6.0×6.4×5.7	2.5×1.6
2021-12-17	5.2×5.9×5.4	2.5×1.6
2022-5-6	6.4×5.8×5.2	2.5×1.4
2022-10-28	6.2×7.1×5.2	2.8×1.8
2023-3-24	6.0×6.8×6.1	2.4×1.6

表 3-2　性激素六项检查

时间	月经周期天数	FSH（mIU/ml）	LH（mIU/ml）	E_2（pmol/L）	P（nmol/L）	T（nmol/L）	A（nmol/L）
2019-2-27	27	24	34	650		1.4	1.05
2019-3-17	3	9.1	7.1	422			
2021-3-20	停经4个月余	49	35	200			
2021-12-17	51	66	33	79	3.6		
2022-9-7	3	24	21	449			
2023-3-2	2	52	33	256			

表 3-3　骨代谢标志物检查

时间	骨钙素（ng/ml）	B胶原降解产物（ng/ml）	总Ⅰ型胶原氨基端肽（ng/ml）	25-羟维生素 D_3（ng/ml）	全段甲状旁腺激素（pg/ml）
2021-3-24	20	0.24	36.8	8.2	49.6
2021-9-1	21	0.54	31.3	17.1	23
2022-3-3	25	0.58	40.1	10.3	41.6
2022-9-7	19	0.31	31.1	11.8	34.7

骨密度变化

2021-3-31：骨量减少，T值：腰椎 -2.3，股骨 -1.8。

2022-3-31：骨量减少。

椎骨T值：腰1 -2.1，腰2 -1.29，腰3 -2.4，腰4 -2.6，总值 -2.3。

右侧股骨颈T值 -1.8，股骨粗隆 -1.9，股骨转子 -1.3，股骨三角区 -1.3，总值 -1.7。

左侧股骨颈T值 -1.7，股骨粗隆部 -1.7，股骨转子 -1.0，股骨三角区 -1.2，总值 -1.5。

其他检查

2019—2023年定期复查乳腺B超、血生化、钙、磷及甲功，无异常。

四、MDT 会诊

患者提问：我目前需要治疗吗？

妇科专家回答：您围绝经期诊断明确，针对月经紊乱，可以启动MHT。从长期健康考虑，建议积极抗骨质疏松症治疗，并给予妇科对症处理。

☆ 知识点 1

该患者启动 MHT 的主要原因是月经紊乱。月经周期改变是围绝经期最早出现的临床症状[1]，一般表现为以下三种类型：①月经周期缩短（周期缩短<21天），月经量减少，最后绝经；②月经周期不规律，周期和经期延长（月经周期>35天，经期>8天），经量增多，甚至大出血或出血淋漓不断，然后逐渐减少而停止；③月经突然停止，较少见。该患者月经紊乱的表现主要为第二种类型，启动MHT后，月经基本规律。

Q 患者提问：MHT对我的子宫肌瘤有影响吗？

A 妇科专家回答：MHT使用中子宫肌瘤可能稍增大，因此需在密切随访下用药。

☆知识点2

2018年和2023年版《中国绝经管理与绝经激素治疗指南》均把子宫肌瘤列入慎用情况。2018年版指南指出[2]，子宫切除术后或肌瘤剔除术后的女性可以行MHT。保留子宫行MHT者，若子宫肌瘤直径<3 cm比较安全；若子宫肌瘤直径>5 cm，风险可能会增高；子宫肌瘤3～5 cm者应根据患者的具体情况综合评判。对肌瘤而言，口服雌激素药物比经皮制剂更安全，替勃龙比雌、孕激素连续联合疗法更安全。2023年版指南[3]强调子宫肌瘤是雌、孕激素依赖性良性疾病，有手术指征者应进行手术治疗[4]，但肌瘤并非MHT禁忌证。MHT使用过程中肌瘤体积可能稍增大，因此需密切随访。

Q 进修医生提问：弥漫性子宫肌瘤病是怎样的一种疾病？

☆知识点3

弥漫性子宫肌瘤病（diffuse uterine leiomyomatosis，DUL）是一种少见的子宫肌瘤生长极度活跃的良性疾病，1979年首次报道并命名[5]。该病常见于育龄期女性，子宫呈弥漫性、均匀性增大，大量界限不清、融合性的小肌瘤累及宫体全层，几乎没有正常肌层。肌瘤直径在0.5～3 cm。由于肌层弥漫性病变，黏膜面积扩大，因此主要症状表现为月经过多，常并发贫血，可伴有腹痛或腰酸，合并不孕。部分妊娠的患者常伴有严重的产科并发症。

典型 DUL 的超声表现为[6]：子宫体呈对称性均匀增大，肌层遍布弥漫性小肌瘤，呈不均匀低回声，瘤体后无子宫肌瘤常见的声衰减，瘤体间几乎没有正常的肌层组织。三维彩超能更清晰地了解肌瘤与宫腔、肌层的关系。超声检查存在一定的误诊或漏诊概率，可联合应用盆腔 MRI 检查。盆腔 MRI 的典型表现为：子宫体呈对称性增大，肌层充满不计其数的小肌瘤。各瘤体之间边界不清，相互融合，其间很难分辨出正常的肌层组织。

DUL 的病理特点主要表现为肿瘤组织的结构与一般的子宫平滑肌瘤相同，均由增生的平滑肌细胞构成，无浸润性生长。肌层呈弥漫性结节样增生，肌瘤与肌瘤之间相互融合。研究提示[7]，DUL 是一种对孕激素敏感的子宫平滑肌瘤的特殊多克隆生长形式。孕激素可以刺激 DUL 肌瘤的形成和转化。DUL 肌瘤标本的免疫组化检查发现瘤体内孕激素受体含量明显高于周围正常组织，而雌激素受体则与周围肌层没有明显差异。该特点使得启动 MHT 时更需慎重。

Q 患者提问： 我患有远端型肌营养不良，应该如何治疗？

A 神经内科专家回答： 您在行走时有足下垂，自觉近年下肢远端肌力减退，可补充辅酶 Q_{10} 及左卡尼汀，建议加强康复训练指导。您在 2016 年被诊断为远端型肌营养不良，当时做基因检测，证实为 TTN 和 FLNC 基因杂合突变，可能致病，同时做了神经肌肉病理验证。同时您没有明显的家族史。

☆ **知识点 4**

肌营养不良（muscular dystrophies）是一种遗传性肌源性疾病（单基因肌肉疾病），可通过常染色体隐性、常染色体显性或性染色体的方式遗传。常伴有不同程度的进行性肌无力和肌肉萎缩，主要累及骨骼肌，在不同类型中同样会累及心肌、呼吸肌、眼肌及神经系统等多系统[8]。根据肌无力的分布部位，分为以下临床表型：假肥大性肌营养不良（进行性假肥大性肌营养不良及杜克肌营养不良）、Emery-Dreifuss 肌营养不良、面肩肱型肌营养不良、眼咽型肌营养不良、先天性肌营养不良、眼型肌营养不良、远端型肌营养不良及肢带型肌营养不良。远端型肌营养不良是少见的类型，各种类型的肌营养不良的临床症状相似，如肌肉无力、萎缩或假性肥大等，肌电图检查呈肌源性损害，肌酸激酶正常、轻度或显著升高，仅凭临床表现不能进行准确的分型诊断，确诊需要骨骼肌病理、分子病理及分子生物等诊断技术。

远端型肌营养不良是一种主要影响远端肌肉的肌病，遗传方式为常染色体隐性遗传，主要表现为肌肉萎缩[9]。根据发病年龄、临床症状和发病时间、累及肌群种类、遗传方式及骨骼肌病理表现，将其分为 6 型：Nonaka 型、Miyoshi 型、Laing 型、Welander 型、Finnish（Udd）型及 Markesbery-Griggs 型。Miyoshi 型远端型肌营养不良（Miyoshi distal muscular dystrophy，MDMD）为膜修复蛋白缺陷远端肌病，常染色体隐性遗传方式，致病基因为 *DYS*，定位于 2p12-14，有 55 个外显子，为编码 dysferlin 蛋白的基因缺陷所致。该蛋白质位于肌细胞膜和细胞质囊泡内，可能与膜的融合及膜修复有关。MDMD 的发病年龄多在 15～45 岁，以双下肢远端肌肉受累为特征，以腓肠肌无力为首发症状，可出现肌痛及活动疲劳，并逐渐出现胫骨前肌、臀部肌肉和肱二头肌无力，极少数患者开始时就有胫骨前肌及双足小肌肉早期受累，表现为足下垂，晚期累及肢体近端。

远端型肌营养不良目前尚无特殊治疗，可以应用改善代谢的药物，如 ATP、辅酶 Q_{10} 及中药等。本病进展较慢，一般不影响寿命。

Q 患者提问：我在康复治疗时，应该注意什么？

A 康复医学科专家回答：您的维生素 D 水平比较低，有骨量减少，建议补充维生素 D 和钙剂。对于远端型肌营养不良，继续康复治疗。

☆ **知识点5**

WHO 推荐采用双能 X 射线吸收法（DXA）检查骨密度，依据骨密度的测定结果诊断低骨量及绝经后骨质疏松症。绝经女性的测定值低于同性别、同种族健康成年人骨峰值 2.5 个标准差（即 T 值 ≤ -2.5 SD）可诊断为骨质疏松症，T 值在 -1～-2.5 SD 可诊断低骨量。若有脆性骨折病史，无论骨密度测定是否到达诊断标准，也可诊断骨质疏松症。对于早发性卵巢功能不全及未绝经女性，建议以测定值低于同性别、同年龄健康人均值 2.0 个标准差（即 Z 值 ≤ -2.0 SD）诊断低骨量[3, 10]。

五、病例思考

1. 结合该病例，子宫肌瘤并非使用 MHT 的禁忌证。在 MHT 使用中子宫肌瘤可能稍增大，因此需密切随访。

2. 远端型肌营养不良为常染色体隐性遗传性疾病，目前尚无特殊治疗，可以应用改善代谢的药物，如 ATP、辅酶 Q_{10} 及中药等，同时辅助康复治疗。

📋 参考文献

[1] 丰有吉，沈铿. 妇产科学[M]. 2 版. 北京：人民卫生出版社，2005：264.
[2] 中华医学会妇产科学分会绝经学组. 中国绝经管理与绝经激素治疗指南（2018）[J]. 中华妇产科杂志，2018，53（11）：729-739.
[3] 中华医学会妇产科学分会绝经学组. 中国绝经管理与绝经激素治疗指南 2023 版[J]. 中华妇产科杂志，2023，58（1）：4-21.
[4] 子宫肌瘤的诊治中国专家共识专家组. 子宫肌瘤的诊治中国专家共识[J]. 中华妇产科杂志，2017，52（12）：793-800.

［5］LAPAN B, SOLOMON L. Diffuse leiomyomatosis of the uterus precluding myomectomy[J]. Obstet Gynecol, 1979, 53(3 Suppl): 82S–84S.

［6］CHEN L, XIAO X, WANG Q, et al. High-intensity focused ultrasound ablation for diffuse uterine leiomyomatosis: a case report[J]. Ultrason Sonochem, 2015, 27: 717–721.

［7］KOH J, KIMMO JUNG D C, et al. Uterine artery embolization (UAE) for diffuse leiomyomatosis of the uterus: clinical and imaging results[J]. Eur J Radiol, 2012, 81(10): 2726–2729.

［8］樊春娜，吴丹华，李建军．肌营养不良症的分子致病机理［J］．中国优生与遗传杂志，2013，21（3）：3-6.

［9］赵哲，胡静．远端型肌病/肌营养不良：临床、病理、分子生物学研究进展［J］．神经损伤与功能重建，2013，8（5）：313-317.

［10］中国老年学和老年医学学会骨质疏松分会妇产科专家委员会与围绝经期骨质疏松防控培训部．围绝经期和绝经后妇女骨质疏松防治专家共识［J］．中国临床医生，2020，27（8）：903-908.

第四章 抑 郁 症

一、病例摘要

陈某某，女，49岁，2021-2-20就诊于我科。

主诉：绝经1年余，失眠、情绪低落6个月，潮热、盗汗2个月。

现病史：患者自然绝经1年余，2020年9月开始出现情绪低落，对生活失去信心，并伴有失眠，需口服佐匹克隆入睡，2020年12月出现潮热、盗汗，现来就诊。

既往史：患者既往体健，否认高血压、糖尿病等慢性病史，无烟、酒不良嗜好。

月经及婚育史：绝经 1^+ 年，G_4P_0，人流4次。

家族史：否认乳腺癌、血栓家族史，无药物过敏史，无手术史。

体格检查：生命体征平稳，BP 110/80 mmHg。妇科检查：外阴呈已婚型；阴道畅，黏膜正常；宫颈光滑；宫体前位，正常大小，活动度可，无压痛；双侧附件区（−）。

辅助检查

抑郁自评量表55分，Kupperman评分27分。

2020-10 在外院做TCT及HPV检测，均无异常。

2021-2-20 性激素3项：FSH 104 mIU/ml，LH 41.5 mIU/ml，E_2 224 pmol/L。

2021-2-20 肝功能：ALT 13 U/L，AST 18 U/L。

2021-2-20 肾功能：肌酐 84 μmol/L，尿素氮 4.1 mmol/L。

2021-2-20 血脂：总胆固醇 7.83 mmol/L，甘油三酯 2.65 mmol/L，HDL 1.47 mmol/L，LDL 5.15 mmol/L。

2021-2-20 骨标志物检测：骨钙素 23 ng/ml，B 胶原降解产物 0.64 ng/ml，总Ⅰ型胶原氨基端肽 46.7 ng/ml，25-羟维生素 D 10.1 ng/ml，全段甲状旁腺激素（PTH）43.1 pg/ml。

2021-2-20 骨密度：腰椎 T 值 -1.5～-2.7，股骨 T 值 -2.4，诊断骨质疏松症。

2021-2-23 妇科超声：子宫多发肌瘤，大者 1.0 cm×0.8 cm，子宫腺肌病可能。左侧卵巢囊肿，大小 2.3 cm×1.6 cm。

二、病例分析

1. 病例特点

（1）中年女性，49 岁，慢性病程。

（2）已婚，未育。

（3）性激素三项：FSH 104 mIU/ml，达到绝经水平。

（4）抑郁自评量表 55 分。

（5）骨密度检查：腰椎 T 值 -1.5～-2.7，骨质疏松症诊断明确。

2. 初步诊断　绝经综合征、绝经期骨质疏松症、抑郁状态、高脂血症、子宫肌瘤、卵巢囊肿。

3. 诊疗计划

（1）建议积极启动 MHT，改善情绪及睡眠问题，延缓骨量丢失，维护骨骼健康。

（2）完善相关检查。

（3）出结果后返院，制订 MHT 方案。

（4）多学科会诊，联合治疗。

三、诊治经过（表 4-1）

表 4-1　患者的诊治经过

日期	就诊科室	主诉	辅助检查	诊断	处理
2021-2-20	更年期门诊	绝经 1 年余，失眠，情绪低落 6 个月	FSH 104 mIU/ml，LH 41.5 mIU/ml，E_2 224 pmol/L，Kupperman 评分 27 分	绝经综合征	完善 MHT 前相关检查
2021-3-3	更年期门诊	绝经 1 年余，失眠，情绪低落 6 月余	抑郁自评量表评分 55 分；骨密度检查：骨质疏松症，腰椎 T 值 –1.5～–2.7，股骨 T 值 –2.4	绝经综合征，抑郁状态，骨质疏松症	申请多学科会诊
2021-3-5	多学科会诊	绝经 1 年余，失眠，情绪低落 6 月余	B 胶原降解产物 0.64 ng/ml，总 1 型胶原氨基端肽 46.7 ng/ml，25-羟维生素 D 10.1 ng/ml	绝经综合征，抑郁状态，骨质疏松症	建议患者开始 MHT，服用草酸艾司西酞普兰治疗，改善情绪和睡眠。2 周后予心理治疗，低脂饮食，适当增加运动，积极抗骨质疏松症及降脂治疗
2021-3-31	更年期专家门诊	情绪低落及睡眠改善明显	无	绝经综合征，抑郁状态，骨质疏松症	继续口服雌二醇片/雌二醇地屈孕酮片
2021-4-26	神经内科	睡眠明显改善	无	绝经综合征，抑郁状态，骨质疏松症	继续口服草酸艾司西酞普兰
2021-5-14	妇科	更年期症状减轻	无	绝经综合征，抑郁状态，骨质疏松症	继续口服雌二醇片/雌二醇地屈孕酮片

续表

日期	就诊科室	主诉	辅助检查	诊断	处理
2021-6-25	妇科	MHT 2个月，睡眠明显改善，月经规律	β胶原降解产物 0.4 ng/ml，总Ⅰ型胶原氨基端肽 44.9 ng/ml，25-羟维生素 D 16.9 ng/ml	绝经综合征，抑郁状态，骨质疏松症	继续口服雌二醇片/雌二醇地屈孕酮片
2021-7-23	妇科	MHT 3个月，睡眠明显改善	无	绝经综合征，抑郁状态，骨质疏松症	继续口服雌二醇片/雌二醇地屈孕酮片
2021-10-15	妇科	MHT 6个月，无不适	β胶原降解产物 0.26 ng/ml，总Ⅰ型胶原氨基端肽 35.5 ng/ml，25-羟维生素 D 19.1 ng/ml	绝经综合征，抑郁状态，骨质疏松症	继续口服雌二醇片/雌二醇地屈孕酮片
2022-3-23	妇科	MHT 1年，无不适，月经规律	骨密度：腰椎 T 值 −1.2～−2.5，右股骨 −1.4～−2.4，左股骨 −0.9～−1.9，诊断骨质疏松症	绝经综合征，抑郁状态，骨质疏松症	继续口服雌二醇片/雌二醇地屈孕酮片
2022-5-18	内分泌科	维生素D低，PTH高	25-羟维生素 D 14.9 ng/ml，全段 PTH 86.2 pg/ml	绝经综合征，维生素 D 不足	增加日晒，维生素 D_3 每日 800～1200 U
2022-5-18	妇科	MHT 1年余，无不适	25-羟维生素 D 14.9 ng/ml，全段甲状旁腺素 86.2 pg/ml	同前	针对PTH高，到内分泌科随诊，继续口服雌二醇片/雌二醇地屈孕酮片治疗

四、MDT 会诊

Q 患者提问：我现在情绪不好，不想吃药，能做心理治疗吗？

A 心理科专家回答： 目前您的心理问卷量表评分虽然是轻度抑郁，但您情绪状态不佳，现在抑郁情绪较重，神经内科专家建议先口服药物草酸艾司西酞普兰，以减轻抑郁程度。等您服药 2 周后我们再开始心理治疗，会有更好的心理治疗效果。

☆ 知识点 1

草酸艾司西酞普兰为选择性 5-羟色胺再摄取抑制剂（SSRIs），它能增进中枢神经系统 5-羟色胺（5-hydroxytryptamine，5-HT）能的作用，临床上用于抑郁症的治疗，而对去甲肾上腺素和多巴胺再摄取作用微弱。2022 年抑郁症治疗与管理的专家推荐意见指出 SSRIs 是抑郁症治疗的一线药物（1 级证据）[1]。该患者抑郁情绪较重，先用药物调整大脑内的神经递质，提高神经突触间隙内 5-羟色胺水平，减轻抑郁程度后再予心理治疗，效果会更理想。

☆ 知识点 2

目前临床上关于抑郁调查的常用量表包括抑郁自评量表（SDS）（表 4-2）及 9 条目简易患者健康问卷（PHQ-9）等。

表 4-2 抑郁自评量表（SDS）

序号	项目	偶有	少有	常有	持续
1	我觉得闷闷不乐，情绪低沉。	1	2	3	4
2	我觉得一天之中早晨最好。	4	3	2	1
3	我一阵阵哭出来或觉得想哭。	1	2	3	4
4	我晚上睡眠不好。	1	2	3	4
5	我吃得跟平常一样多。	4	3	2	1
6	我与异性亲密接触时和以往一样感到愉快。	4	3	2	1
7	我发觉我的体重在下降。	1	2	3	4
8	我有便秘的苦恼。	1	2	3	4
9	我心跳比平常快。	1	2	3	4

续表

序号	项目	偶有	少有	常有	持续
10	我无缘无故地感到疲乏。	1	2	3	4
11	我的头脑和平常一样清楚。	4	3	2	1
12	我觉得经常做的事情并没有困难。	4	3	2	1
13	我觉得不安而平静不下来。	1	2	3	4
14	我对未来抱有希望。	4	3	2	1
15	我比平常容易生气激动。	1	2	3	4
16	我觉得做出决定是容易的。	4	3	2	1
17	我觉得自己是个有用的人,有人需要我。	4	3	2	1
18	我的生活过得很有意思。	4	3	2	1
19	我认为如果我死了,别人会生活得更好。	1	2	3	4
20	平常感兴趣的事我仍然感兴趣。	4	3	2	1

打分结束后,把20个项目中的各项分数相加,即得到总粗分,然后将总粗分乘以1.25以后取整数部分,就得到了标准分。

按照中国常模结果,SDS标准分的分界值为53分,其中53~62分为轻度抑郁,63~72分为中度抑郁,72分以上为重度抑郁。

注:抑郁自评量表并不能作为诊断抑郁症的最终依据,仅能作为一项参考指标而非绝对标准。抑郁症的诊断还应根据咨询者的病程、社会功能损害程度和主观摆脱能力,以及临床症状特别是要害症状的程度来诊断划分。

☆ 知识点3

影响患者对问卷填写准确性的因素

(1)文化程度:患者理解问卷问题的能力与文化程度的高低有明显的相关性。文化程度较低的患者对复杂的句子结构或专业术语可能感到不好理解,因而造成误答。因此,在问卷设计上要尽可能使用简单明了的语言，通俗易懂，避免专业术语，以保证不同文化水平的患者都能明白。

（2）参与意愿：患者参与意愿的程度决定了填写问卷的态度和认真程度。如果患者对问卷不感兴趣或认为填写该问卷无意义，可能不会认真作答。因此，在答问卷前，应充分解释并确保患者理解填写问卷的意义，尽可能尊重患者本人的意愿，激发患者的参与热情，提高其填写问卷的积极性和准确性。

（3）认知能力：如记忆力，对于一些需要回忆过去的经历、症状或感受的问题，患者的记忆力可能会影响答案的准确性。因此，对于考察记忆力的问题，问卷应尽量提供具体的时间范围或情境提示，能帮助患者更好地回忆和回答。

（4）环境因素：嘈杂、昏暗、狭小等不舒服的环境可能干扰患者的注意力，导致其不能专注地思考和填写问卷。因此，应尽量为患者提供一个安静、私密、舒适的环境，减少外部环境的干扰。

（5）问卷设计：问卷的长度、设计结构和问题的类型都可能影响患者的填写意愿和准确性。若填写时间过长或问卷的题目表述模糊、复杂，可能导致患者失去耐心，随意填写。因此，问卷的设计应简洁明了，问题不宜过多，应具体、有针对性，避免重复或模棱两可的问题。同时可以适当设置提示或解释，帮助患者更好地理解问题。

（6）身心情况：患者在疲倦、疼痛或情绪不稳定时填写问卷，可能会影响其专注力和思考能力，而降低问卷填写结果的可靠性。因此，应尽可能确保患者在状态良好、精力充沛、情绪稳定时填写问卷。

（7）防御心理：患者的作答可能会受到社会期望或偏见的影响，导致其在填写问卷时会刻意隐瞒真实的想法而倾向性地满足社会期望，而非患者的真实情况。因此，要向患者强调真实回答的重要性，鼓励其诚实作答。同时，在问卷设计中应尽可能避免引导性语言或问题，以减少社会期望和偏见对答案的影响。

（8）问卷的保密性和匿名性：有的患者因担心其个人隐私被泄露

或用于不当用途，从而不愿提供真实答案。因此，在答卷前，应与患者充分沟通，确保患者了解作答的保密性和匿名性，并承诺不会将其个人信息泄露给任何第三方，从而尽可能消除患者的顾虑，提高作答的准确性。

☆ **知识点4**

运用量表进行心理障碍的评估后，需要将患者转诊到心理科或精神科的情况有以下几种。

（1）需要转诊到心理科的情况：如果量表评估显示患者目前存在轻至中度的抑郁或焦虑，有主观的痛苦，并且对生活有一定的影响，但没有明显的自杀风险或严重功能受损，可以考虑转诊到心理科进行心理治疗或咨询。

如果患者存在创伤相关经历，有应激相关障碍（如创伤后应激障碍）、人际关系困扰、焦虑或抑郁情绪以及压力相关的心理反应，可以转诊到心理科进行相关治疗和干预。

（2）需要转诊到精神科的情况

①严重的焦虑、抑郁症状：经量表评估提示患者存在严重的抑郁和焦虑症状，并伴随明显的自杀风险或严重功能受损，应考虑转诊到精神科进行药物治疗或其他专业干预。

②怀疑精神疾病：如果测评结果提示可能存在严重的精神疾病，如精神分裂症或双相情感障碍，应考虑尽快转诊到精神科进行全面评估和管理。如在问诊过程中发现患者有明显的认知问题，如思维奔逸或出现幻觉（如无中生有地听到声音或看到东西）和妄想（如无端怀疑有人要加害于她），也应该尽快转诊到精神科进行专业的诊断评估。

③躯体化反应：如果患者出现严重的躯体化反应，如心慌、胸闷、手抖，并影响了日常生活和功能，应考虑严重情绪问题的影响，需到精神科就诊。

另外，需要注意，转诊决策应该基于对患者进行全面综合评估，同时应考虑患者个体的需求和偏好。

Q 患者提问：我现在睡眠很不好，能开点儿帮助睡眠的药吗？

A 神经内科专家回答：您现在的失眠和情绪状态有很大关系，服用抗抑郁药后，您的失眠问题和不良情绪就能得到很大程度的改善。先观察抗抑郁药对睡眠的改善情况，如果疗效不佳，再逐渐调整抗抑郁药的治疗剂量。

☆ 知识点5

睡眠紊乱是抑郁障碍的常见症状之一[2]，该患者的失眠考虑是由抑郁状态引发，在抗抑郁治疗的同时可以有效地改善睡眠状况，先给予草酸艾司西酞普兰小剂量初始治疗，再逐渐根据症状的改善情况增加剂量。失眠的治疗包括药物治疗及非药物治疗。目前临床上治疗失眠的药物主要包括苯二氮䓬类受体激动剂（benzodiazepine receptor agonists，BZRAs）、非苯二氮䓬类受体激动剂（non-BZRAs）、褪黑素受体激动剂、食欲素受体拮抗剂和具有催眠效果的抗抑郁药物。

（1）对失眠患者可采取序贯方案的治疗策略

①首选非苯二氮䓬类药物，如唑吡坦及右佐匹克隆。这类药物是速效催眠药，能延长睡眠时间，提高睡眠质量，且副作用比苯二氮䓬类受体激动剂小。

②如首选药物无效或无法依从，可以考虑更换为另一种短-中效的苯二氮䓬类受体激动剂、褪黑素受体激动剂（适用于睡眠节律失调导致的失眠）或食欲素受体拮抗剂。

③添加具有镇静催眠作用的抗抑郁药物（如多塞平、曲唑酮、米氮平或帕罗西汀等），尤其适用于伴有焦虑和抑郁症状的失眠患者（Ⅱ级推荐）。

（2）长期应用苯二氮䓬类受体激动剂的慢性失眠患者至少每4周进行一次临床评估（Ⅰ级推荐）。

（3）推荐慢性失眠患者在医生的指导下采用间歇治疗或按需治疗方式服用非苯二氮䓬类受体激动剂（Ⅲ级推荐）。

（4）抗组胺药物、抗过敏药物以及其他辅助睡眠的非处方药不宜用于慢性失眠的治疗（Ⅰ级推荐）[3]。处方药加巴喷丁、喹硫平及奥氮平治疗失眠的临床证据薄弱，不推荐作为失眠治疗的常规用药。抗组胺药物（如苯海拉明）、普通褪黑素以及缬草提取物等非处方药虽然具有催眠作用，但是现有的临床研究证据有限，不宜作为治疗普通成人失眠的常规用药。酒精（乙醇）也不能用于治疗失眠。在临床处理上，对于发生在围绝经期和绝经期的失眠患者，首先要先鉴别存在的影响睡眠的常见疾病，如抑郁、焦虑和睡眠呼吸暂停综合征等，依据症状给予相应的诊断和处理，同时给予睡眠健康教育及认知行为治疗，并鼓励患者进行适当的体育锻炼，还应关注其激素水平，必要时经专科会诊，给予MHT。推荐意见：建议围绝经期和绝经期失眠患者接受妇科、神经内科以及必要的精神或心理专科会诊，处理相应的躯体和心理问题。对更年期焦虑女性失眠症状的处理与普通成人相同（Ⅳ级推荐）。

Q 患者问题：我吃了钙片、骨化三醇并用了降钙素鼻喷剂后为什么要做血液实验室检查？

A 康复科专家回答：您目前绝经后骨质疏松症诊断明确，给予碳酸钙、骨化三醇和降钙素鼻喷剂治疗后能改善骨代谢情况，但药物的治疗效果是有个体差异的，所以3个月后查血指标的目的是要了解药物的治疗效果，必要时调整用药。

☆ **知识点6**
血液检查骨转换标志物的临床意义可参见第一章。

Q 患者提问：您让我采用激素治疗，这是最好的治疗方案吗？

A 妇科专家回答：您目前绝经综合征诊断明确，有多种更年期症状，比如情绪低落、失眠和骨质疏松症的问题，有明确的MHT指征，您的多种症状都是由于雌激素波动性下降引起的，所以补充少量雌激素后能够缓解，是比较适宜的方案。

☆ 知识点7

MHT 属于医疗措施，应在有适应证、无禁忌证、患者本人有通过性激素治疗改善生命质量的主观意愿前提下使用。补充雌激素可阻断单胺氧化酶，促进 5-HT 能神经的传导，使突触间隙 5-HT 释放量增加，进而对改善情绪具有一定作用[4]。患者经 MHT 及抗抑郁药治疗后失眠明显改善。

后续随访：经过多学科会诊，我们可以看到，对于绝经后临床症状相对较复杂的患者，多学科综合治疗将更好地对其现有症状进行全面、系统的改善。患者至今仍在我科及内分泌科、神经内科及骨质疏松症门诊随访。目前患者情绪稳定，睡眠明显好转，并定期复查骨密度，显示骨密度保持稳定的状态。动态监测骨代谢标志物，呈低转化水平。

五、病例思考

结合该病例，对于有情绪障碍及睡眠障碍的更年期患者，医生应考虑如下几个问题。

1. 针对抑郁症状，应先进行心理评估，以确定抑郁的严重程度。

2. 可考虑先用能够改善大脑神经递质类的药物治疗，然后再考虑采取心理治疗手段，如认知行为治疗。

3. 在经过医生的评估和指导后，如考虑 MHT 利大于弊，在与患者充分沟通 MHT 的益处及潜在风险后，给予 MHT 对改善更年期抑郁具有积极的作用。

参考文献

[1] 中华医学会行为医学分会认知应对治疗学组. 抑郁症治疗与管理的专家推荐意见（2022）[J]. 中华行为医学与脑科学杂志，2023，32（3）：193-202.

[2] 抑郁障碍中西医整合诊治专家共识组. 抑郁障碍中西医整合专家共识[J]. 中国医药导报杂志，2021，18（6）：4-12.

[3] 中华医学会神经病学分会睡眠障碍共识组. 中国成人失眠诊断与治疗指南（2023版）[J]. 中华神经科杂志，2024，57（6）：560-584.

[4] 中国妇幼保健协会妇女保健专科能力建设专业委员会. 更年期女性心理健康管理专家共识[J]. 中国妇幼健康研究杂志，2021，32（8）：1083-1089.

第五章 焦 虑 症

一、病例摘要

武某，51岁，2023-3-12首次就诊于我科。

主诉：头晕3年，绝经2年，头晕加重5个月余，伴出汗1个月。

现病史：2020年出现头晕，诊断为耳石症，行复位治疗后仍间断有症状，口服中药治疗。2022年8月头晕加重、心慌，诊断卵圆孔未闭，2023年1月行卵圆孔封堵术。自2023年2月患者出现乏力，伴四肢颤抖明显、出汗明显、行走困难，需坐轮椅出行。2023年3月MRI平扫提示颈椎、腰椎轻度椎间盘突出，骨科建议观察。2023年3月神经内科诊断焦虑状态、失眠、微循环障碍，予药物治疗。2023年3月就诊于更年期门诊，改良Kupperman评分35分。

既往史：2015年因卵巢畸胎瘤行腹腔镜探查+左侧附件切除术+右侧卵巢冠囊肿剔除术。2018年行右侧大腿根部6 cm脓肿切开引流术。2020年12月行右侧大腿根部脂肪瘤切除术。2023年1月在安贞医院行卵圆孔封堵术。

个人史：无特殊。

月经及生育史：49岁绝经，现已绝经2年。已婚，G_2P_1，自然分娩1次，因早孕行人流术1次。

家族史：无特殊。

妇科检查：外阴呈已婚型，腺体阴性，阴道通畅，宫颈光滑，子宫前位，正常大小，质中、活动，无压痛，双侧附件未见异常。

辅助检查

2023-2-28 肝、肾功能、血脂、血糖均无异常。

2023-2-28 血常规基本正常,血红蛋白 132 g/L。

2023-3-06 甲功七项:TSH 1.6 μIU/ml,TT_3 1.43 ng/ml,TT_4 13.1 μg/dl(↑),FT_3 3.91 pg/ml,FT_4 1.5 ng/dl,TPO-Ab 169.9 U/ml(↑),Tg-Ab 66.3 U/ml(↑)。

2023-3-12 性激素:FSH 73.8 mIU/ml(↑),LH 39.8 mIU/ml(↑),E_2 20 pmol/L(↓),PRL 6.93 ng/ml,P 1.14 nmol/L。

2023-3-12 骨标志物基本正常,25-羟维生素 D 20.1 ng/ml。

2022-8-27 脑 MRI 平扫:脑白质脱髓鞘,双侧上颌窦炎。

2022-8-28 脑 MRA:未见明显异常。

2022-9-13 颈椎 MRI:颈椎退行性病变,C3—6 椎间盘略突出,椎管略窄。

2022-9-22 右心超声造影:做瓦氏动作后,在心房水平探及右向左分流信号(Ⅲ级),符合卵圆孔未闭表现。

2022-11-02 颈动脉及椎动脉超声:双侧颈动脉及椎动脉未见明显异常。

2023-2-28 颅脑 CT 平扫:未见明显异常。

2023-2-28 心电图:窦性心律,正常心电图。

2023-2-28 超声心动图:房间隔封堵术后 LVEF 71%,右心室收缩功能正常。

2023-3-17 胸腰段 MRI 平扫:胸、腰椎退行性病变,L3—S1 椎间盘膨出、突出。

2023-3-12 妇科 B 超:子宫多发肌瘤,较大者 1.9 cm×1.4 cm,其内血流信号不丰富,子宫内膜 0.2 cm。

二、病例分析

1. 病例特点

（1）中年女性，51岁。

（2）已绝经2年，出现头晕、心慌，FSH 73.8 mIU/ml，激素水平符合绝经期特点。

（3）神经内科诊断焦虑状态、失眠、微循环障碍，予药物治疗。

（4）MRI平扫提示颈椎、腰椎轻度椎间盘突出。

（5）2023年1月在安贞医院行卵圆孔封堵术。

2. 初步诊断　绝经综合征、焦虑状态、失眠、微循环障碍、腰椎间盘突出、卵圆孔封堵术后。

3. 诊疗计划

（1）内科会诊。若无禁忌证，可以启动MHT。

（2）内科同时治疗焦虑状态和失眠。

（3）予以心理咨询。

三、诊治经过

我院就诊情况总结：2020年8月至2023年3月，该患者累计在7个科室就诊26次，其中神经内科12次（急诊共4次），耳鼻喉科6次，骨科2次，妇科2次，中医科2次，心内科1次，内分泌科1次。

提出MDT会诊的原因：患者在妇科初诊时症状严重，超出常规的绝经综合征表现，是否还有未明确诊断的内科疾病？

2023年3月17日　MDT会诊

神经内科建议：患者查体有病理征，右侧巴氏征（+），左侧巴氏征（+−），行胸、腰段MRI检查。诊断为焦虑状态、失眠、微循环障碍及腰椎间盘突出。给予改善睡眠和焦虑的药物。

心内科建议：患者目前的头晕及乏力等症状不考虑与心血管疾病相关，必要时做动态心电图检查。

妇科建议：该患者绝经诊断明确，有绝经综合征相关症状，多学科评估暂时没有绝对 MHT 禁忌证。给予个体化方案：小剂量连续联合方案进行治疗（雌二醇凝胶 + 地屈孕酮），需要严格定期随访。

心理评估：广泛焦虑障碍量表（GAD-7）评分 8 分，抑郁症筛查量表（9 条目简易患者健康问答，PHQ-9）评分 9 分，提示患者近 2 周可能有轻度焦虑和抑郁。

2023-3-17，MDT 后，启动 MHT

方案：小剂量雌、孕激素连续联合治疗。

用药：每日雌二醇凝胶 1/4–1/3 卡尺外用 + 口服地屈孕酮 5 mg/d。

2023-4-14，启动 MHT 后 1 个月

症状：潮热、出汗减少，失眠好转，情绪波动好转，仍偶有关节疼痛，总体自我感觉好转。自主体位进入诊室，居家活动范围扩大，活动时间延长。

方案：雌、孕激素连续联合治疗，用量同前。

2023-4-14，MHT 后 1 个月

心理评估：广泛焦虑障碍量表（GAD-7）评分 1 分，抑郁症筛查量表（PHQ-9）评分 3 分。患者近 2 周没有明显的焦虑或抑郁症状。

2023 年 4 月 18 日，启动 MHT 后 1 个月余

第二次 MDT。

神经内科：继续对症治疗，口服改善睡眠、焦虑及营养神经的药物。

骨科：患者颈椎、腰椎轻度椎间盘突出，病情不重，继续观察。

中医科：可予中药对症辅助治疗。

妇科：可以继续给予小剂量 MHT，不要忽略患者心理因素的影响，建议单独请心理科会诊。

2023-06-16，启动 MHT 后 3 个月

患者情况：自诉情绪明显好转，焦虑状态好转，睡眠可，可做日常家务，无不适。目前已经正常上班，基本生活不受影响，仍有些许疲劳感。2023-4-16 出现一次阴道少量出血。

分析出血的原因：在启动 MHT 的初始阶段患者可以有非预期出血，需注意随访。

方案：雌、孕激素连续联合治疗，用量同前。

辅助检查：建议复查血生化、性激素及妇科 B 超。

2023-06-25，启动 MHT 后 3 个月余

检查结果：FSH 69 mIU/ml，LH 40 mIU/ml，E_2 59 pmol/L，P 0.68 nmol/L。

生化组合：肝、肾功能均正常，总胆固醇 6.58 mmol/L（↑），血脂其他项目正常。

妇科 B 超：子宫内膜厚 0.2 cm，子宫肌瘤情况同前。

方案：雌、孕激素连续联合治疗，每日雌二醇凝胶 1/3～1/2 卡尺。

查颈动脉及椎动脉 B 超，结果无异常。

MDT 后的内科治疗

2023-3-17，MDT 后，继续神经内科治疗。

复诊时间：2023-3-22、2023-4-17、2023-7-10。

主要治疗药物：盐酸舍曲林片、维生素 B_1、弥可保、胰激肽原酶肠溶片、依折麦布片。

该患者在妇科的诊疗过程总结如下：

2023-3-12 患者在神经内科、心内科、耳鼻喉科、内分泌科、中

医科等多个科室辗转治疗2年后，内科建议妇科会诊。今日建更年期专科病历，完善MHT前检查。患者无MHT禁忌证。

2023-3-16 完善MHT检查后复诊，考虑患者症状严重，超出常规绝经综合征表现，拟申请MDT，会诊后再决定是否启动MHT。

2023-3-17 神经内科、心内科、妇科MDT会诊。

妇科意见：多学科评估没有绝对禁忌证，鉴于既往病史及患者当前的身体情况，今日启动MHT。

2023-4-14 MHT后1个月，患者潮热、出汗减少，失眠好转，情绪波动好转。

2023-6-16 MHT后3个月，情绪明显好转，焦虑状态好转，睡眠可。患者可做日常家务劳动，可正常上班，基本生活不受影响。复查部分检查。

2023-6-25 MHT后3个月余，复诊看检查结果。调整雌激素用量，继续MHT。

四、病例思考

患者在多个科室就诊2年，医生在彻底排除器质性病变后均建议妇科会诊。妇科初诊时，患者症状严重，超出通常的绝经综合征表现。关于是否启动MHT，经过多学科评估，认为患者没有绝对MHT禁忌证。鉴于其既往病史及目前的身体情况，妇科决定启动小剂量MHT。在多学科会诊的基础上，加用MHT后，取得了较满意的治疗效果，再次印证了"中国绝经管理与绝经激素治疗指南2023版"提到的，MHT是唯一能够一揽子解决由于绝经后雌激素缺乏所带来的各种相关问题的方案[1]。

Q 进修医生提问：焦虑、焦虑症状和焦虑症有何区别？

☆ **知识点1**

病理性焦虑[2]又称焦虑症状，指持续的紧张不安，无充分现实依据地感到将要大难临头。其临床特点包括：①焦虑情绪的产生无现实依据，或焦虑情绪的强度与现实威胁明显不相称；②焦虑情绪持久存在，不随客观问题的解决而改善；③伴随强烈的自主神经系统症状，如心悸气短、胸闷、口干、出汗、肌紧张性震颤、颤抖或颜面潮红、苍白等；④焦虑情绪导致明显的精神痛苦和自我效能下降；⑤灾难化的预感，对预感到的威胁感到异常痛苦、害怕，难以控制，缺乏应对能力。

焦虑障碍又称焦虑症，是一组以上述病理性焦虑症状为主要临床表现的精神障碍的总称。依据临床表现和发病特点，常见的焦虑障碍包括广泛性焦虑障碍（generalized anxiety disorder，GAD）、恐怖性焦虑障碍（社交恐怖、广场恐怖和特定的恐怖等）、惊恐障碍（又称急性焦虑障碍）等。GAD 是一种常见的焦虑障碍。其焦虑没有明确的客观对象，不局限于任何特定的外部环境，症状泛化、持续、波动。病程多为慢性，反复发作，又称为慢性焦虑。患者常有一定的人格基础，起病时常与生活应激事件相关，特别是有威胁性的事件，如人际关系、躯体疾病以及工作问题等。

进修医生提问：围绝经期女性为何易患焦虑症？

☆知识点2

围绝经期女性处于卵巢功能从减退逐渐到衰竭的阶段，体内雌激素水平波动性下降及缺乏诱发生理上的显著变化，同时该年龄段女性在家庭和工作中也是中流砥柱，承担较重的生活和社会压力。围绝经期女性易患焦虑症可能与以下因素相关：

（1）生物因素：雌激素的变化导致性腺轴改变，干扰了中枢神经递质的代谢及分泌，调节情绪的5-羟色胺和去甲肾上腺素系统在雌激素变化过程中失去平衡[3]，容易造成情绪异常，易出现焦虑、抑郁、易怒等情绪变化。研究证实 MHT 对情绪障碍有效。围绝经期情绪异常与雌激素水平变化有关，孕激素下降对情绪也有负面作用。

（2）其他因素：与内源性阿片肽代谢有关[4]。在围绝经期外周血流中内啡肽含量降低，对儿茶酚胺系统的紧张性抑制作用减弱，出现一系列精神和自主神经系统功能紊乱。若长期受到慢性应激刺激，炎症介质释放增多，通过与神经系统、神经内分泌系统相互作用也可影响人的情绪调节。

（3）社会、心理因素：有的围绝经期女性存在社会和家庭等多方面的压力。家人的不理解、自我情绪调节不佳等多方面因素均可诱发围绝经期焦虑症的发生[5]。因此应提倡更年期女性具有足够的社会支持系统，家人能够对其焦虑情绪多一分理解和包容，同时患者自己也要积极调整不良情绪。

Q 患者提问：如何治疗失眠？

☆ 知识点3

失眠的干预措施主要包括药物治疗和非药物治疗[6]。对于急性失眠患者，宜早期应用药物治疗（详见第四章）。对于亚急性或慢性失眠患者，无论是原发的还是继发的，在应用药物治疗的同时应当辅以心理行为治疗，即使是那些已经长期服用镇静催眠药物的失眠患者也应如此。针对失眠的有效心理行为治疗方法主要是认知行为治疗。然而，单纯采用认知行为治疗会面临依从性问题，所以药物干预仍然在失眠治疗中占主导地位。应强调睡眠健康教育的重要性，即在建立良好睡眠卫生习惯的基础上，同时开展心理行为治疗、药物治疗和传统医学治疗。

参考文献

[1] 中华医学会妇产科学分会绝经学组. 中国绝经管理与绝经激素治疗指南

2023版［J］. 中华妇产科杂志，2023，58（1）：4-21.

［2］中华医学会，中华医学会杂志社，中华医学会全科医学分会，等. 广泛性焦虑障碍基层诊疗指南（2021年）［J］. 中华全科医师杂志，2021，20（12）：1232-1241.

［3］PINKERTON J V, GUICO-PABIA C J, TAYLOR H S. Menstrual cycle-related exacerbation of disease. Am J Obstet Gynecol, 2010, 202(3): 221-231.

［4］黄举凯，李红，陈莹，等. 围绝经期RLS/PLM妇女肝郁积分与β-内啡肽、RLS积分的相关性［J］. 福建中医药，2019，50（5）：1-3.

［5］周丹，刘祖清，胡茜，等. 广西壮族自治区325名围绝经期女性焦虑状况调查分析［J］. 中西医结合护理（中英文），2020，6（2）：102-104.

［6］中华医学会神经病学分会睡眠障碍学组. 中国成人失眠诊断与治疗指南（2023版）［J］. 中华神经科杂志，2024，57（6）：560-584.

第六章 神经系统疾病

一、病例摘要

尹某，56 岁，2023-5-30 首次就诊于我科。

主诉：绝经 3 年，发现骨质疏松症 2 年，要求做性激素检查。

现病史：患者 53 岁绝经，绝经后无阴道流血、潮热、出汗，无睡眠障碍和骨关节疼痛。2 年前骨密度检查提示骨质疏松症，现来我院检查，要求做性激素检查。

既往史：既往无高血压和糖尿病病史，有高血脂病史，已口服他汀类药物 1 年，无药物过敏史。有行走时头晕 4 年，身体晃动 2 年，原因不明。

个人史：无烟、酒等不良嗜好。

月经及婚育史：绝经 3 年，G_2P_1，足月剖宫产 1 次，早孕人流术 1 次。

家族史：否认乳腺癌、血栓性疾病家族史。

体格检查：生命体征平稳，BP 130/80 mmHg，身高 160 cm，体重 54 kg，BMI 21.09 kg/m²。

妇科检查：外阴呈已婚型，腺体阴性，阴道通畅，宫颈光滑，子宫前位，正常大小，质中、活动，无压痛，双侧附件未见异常。

辅助检查

2022-10-12 糖化血红蛋白：5.7%。

2023-4-10 北京市体检中心：血红蛋白 125 g/L，尿常规正常，肝和肾功能、血糖、血脂均正常。TCT 和 HPV 检测均阴性。

2021-8 至 2023-6 多次生化检查提示肌酸激酶升高至 151～343 U/L（正常值 26～140 U/L）

2023-5-30 性激素：E_2 26 pmol/L，FSH 88.5 mIU/ml，LH 44.5 mIU/ml。

2022-9-22：骨密度检查示骨质疏松症，椎骨 T 值 -2.3～-2.9，右侧髋骨 -1.2～-2.6，左侧髋骨 -0.9～-2.6。

2022-12-6 乳腺超声（本院）：双侧乳腺多发导管增宽，部分透声差，符合 BI-RADS 3 类，考虑导管扩张症。

2023-4-10 腹部超声（北京市体检中心）：肝、胆、胰、脾、双肾未见明显异常。

2023-4-10 妇科超声（北京市体检中心）：子宫及双侧附件未见异常。

2023-5-11 颈动脉及椎动脉彩超（本院）：右侧颈动脉内中膜局限性增厚。

2023-5-11 右侧上肢血管超声（本院）：右侧锁骨下动脉起始段粥样硬化斑块形成。

二、病例分析

1. 病例特点

（1）女性，56 岁，已绝经 3 年。FSH 88.5 mIU/ml，已达到绝经水平。

（2）骨密度：椎骨 T 值 -2.9，右侧髋骨 -2.6，左侧髋骨 -2.6，均 < -2.5，骨质疏松症诊断明确。

（3）既往有头晕、身体晃动史，原因不明。

（4）右侧上肢血管超声提示右侧锁骨下动脉起始段粥样硬化斑块形成。

2. 初步诊断　①绝经后骨质疏松症；②头晕、身体晃动，待查；③右侧锁骨下动脉粥样硬化斑块。

3. 诊疗计划

（1）完善女性激素相关检查。

（2）继续在神经内科就诊，排查引起头晕及身体晃动的相关原因。

（3）患者有骨质疏松症，可考虑启动 MHT，以改善骨代谢情况。

（4）给予更年期健康处方，出结果后返诊。

三、诊治经过

（一）妇科诊治经过

见表 6-1。

表 6-1　患者的诊治经过

日期	就诊科室	主诉	诊断	处理
2023-5-30	妇科	绝经 3 年，发现骨质疏松症 2 年，要求做女性激素检查	绝经后骨质疏松症 头晕、身体晃动，待查	完善激素检查及其他检查，拟行 MHT
2023-7-4	妇科	MHT（雌二醇凝胶半卡尺+地屈孕酮半片）治疗 1 个月，无不适，感觉身体有劲儿了	绝经后骨质疏松症	继续原方案治疗
2023-9-13	妇科	MHT（雌二醇凝胶半卡尺+地屈孕酮半片）治疗 3 个月，无不适，仍有身体晃动	绝经后骨质疏松症，神经系统疾病	患者有神经科相关疾病，建议 MDT 讨论

（二）MDT 会诊（2023-10-19）

神经内科建议：住院并完善检查，排查神经系统遗传性变性疾病，排查副肿瘤综合征。

康复科建议：到康复医学科门诊完善平衡姿势描记图及步态分析检查，复查骨代谢标志物。

药剂科建议：将阿托伐他汀更换为瑞舒伐他汀。目前患者肌酸激酶升高，建议到神经内科评估是否需要减量或停药。

妇科建议：目前不除外神经系统器质性病变，暂停雌、孕激素用药，明确病因后再权衡利弊，决定是否考虑再启动 MHT。

中医科建议：目前患者具有明显的神经系统疾病体征，建议到神经科就诊，进一步明确诊断，暂不予中药治疗。

（三）MDT 后神经内科诊治经过

2023-10-20 住院科室：神经内科。

主诉：行走时头晕 4 年半，走路不稳 2 年，言语不利 5 个月。

现病史：4 年半前患者间断出现行走时头晕，无眩晕及黑矇，休息后好转，遂于我院门诊就诊。颅脑 MRI 平扫示轻度脑白质脱髓鞘、筛窦黏膜轻度增厚。予以培元通脑胶囊，未明显好转。4 年前患者突发右前臂麻木，3 天后自行缓解。2 年前患者逐渐出现双腿发僵、发沉感，走路不稳，上台阶费力，头 MRA 示轻度脑动脉硬化。5 个月前患者间断出现言语不利，不伴视物模糊及重影、肢体麻木无力、吞咽困难，偶有饮水呛咳，于我院门诊就诊。颅脑 MRI 示脑白质脱髓鞘，基底节区腔隙灶，头 MRA 示轻度脑动脉硬化，双侧大脑前动脉、大脑后动脉及 Willis 环粗细不均，伪影所致可能。后患者头晕、走路不稳逐渐加重，门诊以"走路不稳待查"收入我科。患者发病以来睡眠、饮食、二便可，2 年内体重减少 3 kg。

🔍 入院后的辅助检查

2023-10-21 血、尿、大便常规以及肝和肾功能、糖化血红蛋白、甲功、红细胞沉降率、凝血及风湿三项无异常；肌酸激酶 168 U/L。

2023-10-21 肿瘤标志物：鳞状上皮细胞癌抗原 1.6 ng/ml，骨胶素 CYFRA21-1 测定 3.58 ng/ml，余未见异常，自身免疫抗体未见异常，卧、立位血压未见异常。

2023-10-26：脑脊液检查，常规：无色透明，细胞总数 6/μl，白细胞数 0/μl，脑脊液生化：快速氯 124.6 mmol/L，快速葡萄糖 3 mmol/L，总蛋白 63 g/L，外送小脑共济失调相关抗体 14 项未见异常。

2023-10-22：颅脑 MRI 平扫示小脑萎缩，脑白质脱髓鞘，基底节区腔隙灶。胸部 CT 检查示肺部结节。

2023-11-27 外送基因检测未见异常。

诊断：共济失调、小脑萎缩、肺部结节、肌酸激酶升高。

处理：患者入院后完善相关的检查及脑脊液检查，目前考虑病情可能与遗传相关，排除副肿瘤综合征和自身免疫性疾病，出院后在门诊完善相关检查，以进一步明确病因。

（四）后续治疗

2023-11-8 复诊：

1. 患者有继续 MHT 的意愿，可以继续 MHT。
2. 雌二醇凝胶 1.25 g 外用 + 口服地屈孕酮片 5 mg 连续联合治疗。
3. 施行 MHT 半年时复查乳腺及妇科彩超。

四、病例思考

患者因绝经后骨质疏松症主动来妇科就诊，进行 MHT 治疗。因其既往有头晕、走路时身体晃动史，原因不明，故妇科建议患者到神经内科就诊，以排查病因。经神经内科检查后，确定患者有神经内科疾病，予以治疗。

进修医生提问：何为遗传性共济失调？

☆ **知识点 1**

遗传性共济失调又称脊髓小脑性共济失调，是一组以慢性进行性共济失调为主要特征、具有高度的临床和遗传异质性的神经系统遗传性变性疾病，病变主要累及脊髓、小脑及脑干等部位[1]。

🄠 进修医生提问：什么是副肿瘤综合征？有何特征？

☆ **知识点2**

由于肿瘤的产物（包括异位激素的产生）造成的异常免疫反应（包括交叉免疫、自身免疫和免疫复合物沉着等）或其他不明原因，可引起内分泌、神经、消化、造血、骨关节、肾及皮肤等系统或器官发生病变，并出现相应的临床表现。这些表现不是由原发肿瘤或转移灶所在部位直接引起的，而是通过上述途径间接引起的，故称为神经系统副肿瘤综合征（paraneoplastic neurological syndrome，PNS）[2]。PNS主要见于小细胞肺癌、消化道肿瘤、妇科肿瘤及乳腺癌等恶性肿瘤，发病率较低，多发生于中老年，男性多女性，临床上具有明显症状者不到肿瘤患者的1%。事实上，症状较轻或亚临床型PNS可占肿瘤患者的10%~20%[3]。

📋 参考文献

[1] 刘焯霖，梁秀龄，张成.神经遗传病学[M]. 2版. 北京：人民卫生出版社，2002：111-149.

[2] DUENAS A M, GOOLD R, GIUNTI P. Molecular pathogenesis of spinocerebellar ataxias. Brain, 2006, 129(6): 1357-1370.

[3] FLANAGAN E P, MCKEON A, LENNON V A, et al. Paraneoplastic isolated myelopathy: clinical course and neuroimaging clues. Neurology, 2011, 76(24): 2089-2095.

第七章 风 湿 病

一、病例摘要

刘某，44岁，2023-2-21于我科就诊。

主诉：月经紊乱5个月，停经4个月，潮热、盗汗2个月。

现病史：患者近4个多月出现月经周期紊乱，PMP 2022-10-8，LMP 2022-10-21。2个月前新冠病毒感染阳性后出现潮热、盗汗，一天少于3次，有失眠、焦虑情绪。患者就诊于外院心理科，考虑轻度焦虑，予口服盐酸帕罗西汀、奥沙西泮、酒石酸唑吡坦（思诺思）等药物治疗后失眠略有好转。改良Kupperman评分9分（表7-1）。

表7-1 患者Kupperman评分表

症状	表现
潮热、盗汗	<3次/日
感觉异常	无
失眠	经常，安眠药有效
情绪波动	无
皮肤蚁走感	无
性生活	正常
抑郁、疑心	偶尔
眩晕	无
疲乏	无

续表

症状	表现
骨关节痛	无
头痛	无
心悸	无
泌尿系感染	无
改良 Kupperman 评分	9 分

既往史：2009 年行剖宫产。2014 年确诊类风湿关节炎，现口服羟氯喹、来氟米特及氯沙坦钾治疗，病情大致稳定。其姑姑有乳腺癌病史，否认血栓、脑膜瘤等家族史。青霉素皮试阳性。

月经及婚育史：月经初潮 11 岁，既往月经 3/26 天，量少，无痛经。已婚，G_2P_1，剖宫产 1 次，早孕人流 1 次，平素不避孕。

家族史：否认乳腺癌及血栓等家族史，家族中无远端型肌营养不良患者。

体格检查：身高 162 cm，体重 53 kg，BMI 20.2 kg/m^2。

妇科检查：外阴呈已婚型，腺体未见异常，阴道通畅，宫颈光滑，子宫后位，正常大小，质中、活动，无压痛，双侧附件未见异常。

辅助检查

2023-2-11 尿 HCG：阴性。

2023-2-5 尿常规：尿潜血（++），尿蛋白（++）。

2022-12-8 尿蛋白/肌酐：尿总蛋白/肌酐 529 mg/g.Cr（↑），尿微量白蛋白/肌酐 324.8 mg/g.Cr（↑）。

2022-12-5 24 h 尿蛋白定量 491.06 mg（↑）。

2023-2-11 性激素（停经 4 个月）：FSH 160 mIU/ml，LH 103 mIU/ml，E_2 37 pmol/L，P 0.66 nmol/L，T 0.82 nmol/l，PRL 17.4 ng/ml。

2023-2-11 甲功五项：促甲状腺素 1.22 μIU/ml，游离甲状腺素

1.02 ng/dl，游离 T_3 3.06 pg/ml，总甲状腺素 7.7 μg/dL，总 T_3 1.15 ng/mL。

2023-2-5 生化：ALT 22 U/L，AST 29 U/L，肌酐 92 μmol/L，总胆固醇 5.2 mmol/L（↑），甘油三酯 1.37 mmol/L，葡萄糖 5.5 mmol/L。

2023-2-21：HPV 检测示 16、18 及其他 12 种亚型阴性，TCT 未见上皮内病变及癌变。

2023-2-11 妇科经阴道彩色超声：子宫后位，宫颈长 2.1 cm，子宫体 3.7 cm×4.2 cm×3.4 cm，子宫后壁探及边界清楚的低回声，大小 1.4 cm×1.0 cm，其内血流信号不丰富，内膜厚 0.2 cm，右侧卵巢 2.5 cm×1.63 cm，左侧卵巢 1.9 cm×1.1 cm。诊断子宫肌瘤。

2021-3-24 骨标志物检测：骨钙素 18 ng/ml，B 胶原降解产物 0.49 ng/ml，总 1 型胶原氨基端肽 32.7 ng/ml，25-羟维生素 D 10.9 ng/ml（↓），全段甲状旁腺激素 117 pg/ml。

2023-2-25 动脉超声：双侧颈动脉及椎动脉未见明显异常。

2023-2-25 消化超声：肝、胆、胰、脾未见明显异常。

2021-3-31 乳腺 B 超：右侧乳腺囊实性结节，大小 0.4 cm×0.3 cm，符合 BI-RADS 2 类。

2023-3-2 骨密度检查：腰椎 T 值，L1 0.4，L2 0.3，L3 -0.7，L4 -0.2，总值 -0.1。右髋关节 T 值，颈部 -0.6，粗隆 0.2，转子 0.1，总值 -0.1。左髋关节 T 值，颈部 -1.0，粗隆 -0.5，转子 -0.6，总值 -0.8。骨量正常。

二、病例分析

1. 病例特点

（1）中年女性，44 岁。

（2）月经紊乱 5 个月，停经 4 个月，潮热、盗汗 2 个月。

（3）患有类风湿关节炎，现口服羟氯喹、来氟米特治疗，病情大致稳定。

（4）性激素：FSH 160 mIU/ml，提示进入绝经期。

（5）24 h 尿蛋白阳性。

（6）维生素 D 不足。

2. 初步诊断　绝经综合征；围绝经期、类风湿关节炎、焦虑状态、乳腺结节，尿蛋白阳性，维生素 D 不足。

3. 诊疗计划

（1）患者 44 岁，进入围绝经期年龄偏早，从长期健康考虑，对于早绝经患者建议行 MHT。

（2）患者有类风湿关节炎，目前应用药物治疗病情稳定，尿蛋白阳性，建议提请多学科（风湿免疫科、肾内科、妇科）会诊，明确下一步治疗方案。

三、MDT 会诊（2023-3-10）

风湿免疫科建议：患者有多关节肿痛，CCP 抗体高滴度阳性，类风湿关节炎诊断成立，曾经使用甲氨蝶呤治疗无法耐受，目前来氟米特、羟氯喹联合阿达木单抗治疗，建议评价疾病活动性。如处于疾病缓解期或低疾病活动度，可考虑行 MHT。如采用 MHT，建议加强类风湿关节炎疾病活动性监测，必要时加强治疗。对于蛋白尿，建议暂时观察，完善类风湿因子、红细胞沉降率、C 反应蛋白及白细胞介素 –6 测定。

☆ **知识点**

类风湿关节炎是一种系统性、自身免疫性的慢性炎症性多关节炎，目前尚无治愈方案。随着病程的进展，患者逐渐出现关节畸形、残疾、劳动力丧失，严重影响其生活质量，对患者本人及其家庭都有极大影响，同时也给国家和社会带来巨大的经济负担和社会负担[1]。加强类风湿关节炎的长期管理对患者的健康结局有益，且可降低医疗费用，减少社会负担[2]。类风湿关节炎的治疗目标是缓解病情发展或降低疾病活动度，最终目的是控制病情发展，降低致残率，改善患者的生活质量[3]。该患者有绝经综合征，并有类风湿关节炎史，通过 MHT 改善绝经综合征，延缓骨质疏松的发生，与类风湿关节炎慢性管理目标是一致的。因此，在排除活动期后可考虑行 MHT 治疗。

Q 进修医生提问： 临床上有很多围绝经期和绝经后女性存在关节疼痛，我们可以通过哪些症状、体征以及实验室检查快速鉴别该患者是类风湿性关节炎还是更年期骨量流失导致的关节疼痛呢？

A 风湿免疫科专家回答： 类风湿关节炎的典型表现为关节不同程度的肿胀或疼痛，可伴活动受限，晨僵多达 1 h 以上，以近端指间关节、掌指关节、腕、踝以及足趾关节受累最为多见，通常呈对称性，亦可累及颈椎关节等其他大关节。长病程的患者可发生关节畸形，如腕关节强直、肘关节伸直受限、手指的"天鹅颈"和"纽扣花"畸形等，严重的患者关节周围肌肉逐渐萎缩，进而导致功能丧失及生活不能自理[4]。而更年期的关节疼痛多为骨关节炎，主要累及膝关节、髋关节等负重关节，活动时疼痛加重，可伴有关节肿胀和积液，很少出现对称性近端指间关节、腕关节受累，无风湿结节，部分患者有晨僵，但持续时间很短，活动后缓解，具体对比见表 7-2。

表 7-2 骨关节炎与类风湿关节炎的鉴别

区别	骨关节炎（OA）	类风湿关节炎（RA）
概述	关节退行性疾病	自身免疫性疾病
患病率	15%	0.5%~1%
发病年龄	老年多见	任何年龄都可发病（30~50岁高发）
高危因素	肥胖、衰老、慢性超负荷、急性创伤	感染、环境暴露、遗传、吸烟

续表

区别	骨关节炎（OA）	类风湿关节炎（RA）
主要发病机制及病理	关节软骨丧失及下层骨退化（表现为关节软骨粗糙变薄、滑膜扩张和炎症、骨赘形成）	免疫系统攻击关节产生炎症（滑膜增生和炎症、软骨破坏、血管翳以及骨侵蚀）
临床表现	不对称大关节疼痛、僵硬，不伴全身症状且持续时间短	对称性小关节疼痛、僵硬伴低热、疲劳等全身症状
主要受累关节	腰椎、髋关节、膝关节及第一跖趾关节等	腕关节、掌指关节及近端指间关节
关节外受累部位	一般不累及	可累及眼、口、皮肤、肺、血管、血液、心脏
发病速度	缓慢、逐渐开始	迅速，数周、数月内迅速出现
晨僵	通常持续不超过 30 min	持续超过 30～60 min
诊断	病史 + 体格检查	症状、体格检查及实验室检查
体格检查	单个关节压痛、关节摩擦（捻发音）及非炎症性积液	多个关节疼痛，关节发热、发红及滑膜增厚等
实验室检查	红细胞沉降率正常，类风湿因子（−），C 反应蛋白正常	C 反应蛋白（+），红细胞沉降率（+），类风湿因子（+），抗瓜氨酸蛋白抗体（+）
X 线检查	关节间隙不均匀丢失，骨赘形成，软骨下囊肿	关节间隙均匀丢失，骨侵蚀，滑膜囊肿

Q 患者提问：在用药后如何监测，以明确类风湿关节炎病情有没有进展？

A 风湿免疫科专家回答：目前采用复合评分的方法对病情进行评估，最常用的是临床疾病活动指数（Clinical Disease Activity Index，CDAI）、基于 28 个关节疾病活动度评分（Disease Activity Score 28，DAS 28）及简化疾病活动指数（Simplified Disease Activity Index，SDAI）等（表 7-3）[4]。复合评分的计算主要基于以下指标：压痛关节数（Tender Joint Count，TJC）、肿胀关节数（Swollen Joint Count，SJC）、患者对疾病的总体评分（Patient Global Assessment，PGA）、医生对疾病的总体评分（Evaluator Global Assessment，EGA）、红细胞沉降率（erythrocyte sedimentation rate，ESR）及 C 反应蛋白（C-reactive protein，CRP）。

表 7-3　类风湿关节炎疾病活动度分级

疾病活动度分级	DSA 28	CDAI	SDAI
临床缓解	< 2.6	≤ 2.8	≤ 3.3
低疾病活动度	2.6～3.1	2.9～9.9	3.4～10.9
中疾病活动度	3.2～5.1	10.0～22.0	11.0～26.0
高疾病活动度	> 5.2	> 22.1	> 26.1

肾内科建议：患者目前无 MHT 绝对禁忌证，应定期复查尿常规、尿蛋白及肾功能等。

Q 进修医生提问：当尿蛋白阳性反复出现时，我们需要进一步完善什么检查？该患者尿蛋白阳性的原因是什么？

A 肾内科专家回答：尿蛋白是一种重要的尿常规检测指标。尿蛋白的检查对多种肾疾病的诊断具有重要价值。正常尿中仅含微量蛋白，若尿蛋白浓度大于 100 mg/L，或者 24 h 尿液中的蛋白定量大于 150 mg，则为阳性。完善尿蛋白检查时，需提醒患者一定要注意尿液标本的清洁。若患者接取尿液标本时不慎混入血液、黏液及脓液等物质，会造成尿蛋白含量升高，出现假阳性结果。当尿蛋白反复出现阳性时，需进一步完善 24 h 尿蛋白定量及肾功能检查。该患者 24 h 尿蛋白定量略有升高，肾功能正常，考虑与长期用药治疗类风湿关节炎有一定的相关性。

妇科建议：在充分评估病情后可以启动 MHT，从周期序贯治疗开始，可以从芬吗通 1/10 mg 开始，或可考虑经皮雌二醇配合孕酮周期序贯治疗。

类风湿关节炎在使用糖皮质激素治疗后，骨质疏松症的发病率显著高于同年龄、同性别健康人群。《中国绝经管理与绝经激素治疗指南 2023 版》指出尚未见 MHT 导致类风湿关节炎病情加重的文献报道，在治疗类风湿关节炎相关的骨质丢失时，可以使用 MHT[5]。

患者后续随访：患者口服羟氯喹及来氟米特，每 3 周注射阿达木单抗一次，病情稳定，到风湿免疫科定期随访，ESR 29 mm/h。病情稳定后，2023-8-5 于妇科进行全面检查，排除禁忌证后行 MHT，口服雌二醇片 / 雌二醇地屈孕酮片 1/10 mg，一天一片。用药后患者潮热、盗汗、失眠消失，情绪较稳定，月经规律。

四、病例思考

该患者月经紊乱 5 个月，停经 4 个月，潮热、盗汗 2 个月，Kupperman 评分 9 分，有使用 MHT 的指征。患者患有类风湿关节炎 9 年，经药物治疗后病情稳定，经 MDT 会诊后可行 MHT 治疗。《中国绝经管理与绝经激素治疗指南 2023 版》指出 MHT 可治疗类风湿关节炎相关的骨质丢失。在临床工作中，对于绝经综合征合并类风湿关节炎的患者，在经过慎重病情评估后可行 MHT 治疗。

参考文献

[1] 风湿免疫疾病慢病管理全国护理协作组. 类风湿关节炎患者的慢病管理专家共识（2014 版）. 中华风湿病学杂志，2016，20（2）：127-131.

[2] VAN DEN HOUT W B, TIJHUIS G J, HAZES J M, et al. Cost effectiveness and cost utility analysis of multidisciplinary care in patients with rheumatoid arthritis: a randomised comparison of clinical nurse specialist care, inpatient team care, and

day patient team care[J]. Ann Rheum Dis, 2003, 62(4): 308-315.

[3] 中华医学会风湿病学分会. 2018中国类风湿关节炎诊疗指南. 中华内科杂志, 2018, 57（4）: 242-251.

[4] 耿研, 谢希, 王昱, 等. 类风湿关节炎诊疗规范[J]. 中华内科杂志, 2022, 61（1）, 51-59.

[5] 中华医学会妇产科学分会绝经学组. 中国绝经管理与绝经激素治疗指南2023版[J]. 中华妇产科杂志, 2023, 58（1）: 4-21.

第八章 营养不良合并下丘脑性闭经

一、病例摘要

杜某，女，46 岁，2015-6-22 就诊于我科。

主诉：减重后闭经 10 年，体重下降 10 年，间断 MHT 7 年。

现病史：患者 10 年前减重后出现闭经，于 2015 年 6 月就诊于我科，行性激素及妇科超声检查，诊断下丘脑性闭经。同时，因体重下降就诊于营养科，诊断营养不良，给予相关饮食指导。2016 年 9 月患者因腰痛、全身不适就诊于骨科，行骨密度检查，诊断严重骨质疏松症伴骨痛，给予鲑鱼降钙素鼻喷剂治疗，2016 年 10 月口服戊酸雌二醇/雌二醇环丙孕酮第一个周期时出现阴道不规律少量出血 10 天，血常规检查无贫血，给予对症治疗后血止，继续口服戊酸雌二醇/雌二醇环丙孕酮数月，月经规律，后因担心药物不良反应自行停药。2018 年 10 月感觉全身不适，腰腿痛加重，并有抽筋、颈部僵硬，再次就诊于我科，要求 MHT。于 2018-10-16 给予戊酸雌二醇＋地屈孕酮人工周期治疗。前 2 个周期予 1 片戊酸雌二醇，月经不能来潮，增加至 2 片后月经来潮，量大，减量至 1.5 片后月经可来潮，自觉骨痛明显缓解。2021 年 10 月因雌激素高，将戊酸雌二醇改为 1 mg，月经可来潮，1 年前月经周期提前，2 个月前 MHT 后无月经来潮，考虑进入围绝经期。近期做口服葡萄糖耐量试验（oral glucose tolerance test，OGTT），示糖耐量减低，血脂升高，消瘦明显，拟多学科会诊。

既往史：患者既往体健，否认高血压、糖尿病等慢性病史，无烟、酒不良嗜好。

月经及婚育史：14 岁月经来潮，(3~5)/28 天，未婚未孕，G_0P_0。

家族史：否认恶性肿瘤病史、血栓及家族疾病史。

体格检查：身高 147 cm，体重 30 kg，BMI 13.9 kg/m²。生命体征平稳，血压 128/86 mmHg，各关节表面无红肿。妇科检查，外阴呈未婚型。肛诊示子宫体前位，正常大小，活动度可，无压痛。双侧附件区未触及明显异常。

辅助检查

2015-6-22 妇科经腹超声扫查：子宫前位，宫颈长 1.9 cm，子宫体 3.0 cm×2.6 cm×1.8 cm，内膜 0.1 cm，左侧卵巢 1.6 cm×0.9 cm，右侧卵巢 1.6 cm×0.9 cm。

超声诊断：子宫及双侧附件未见明显异常。

2015-6-22 性激素 6 项：FSH 3.53 mIU/ml，LH 0.41 mIU/ml，E_2 73.4 pmol/L，PRL 4.79 ng/ml，P 0.69 nmol/L，A 6.16 nmol/L。

2015-6-22 甲功 3 项：游离 T_3 1.79 pg/ml，游离甲状腺素 0.78 ng/ml，促甲状腺素 1.6 μIU/ml。

2015-7-15 皮质醇测定：21.5 μg/dl，皮质醇 4 pm 测定 7.4 μg/dl。

2015-7-15 促肾上腺皮质醇测定：36.6 pg/ml。

2016-12-29 性激素 6 项：FSH 7.18 mIU/ml，LH 3.0 mIU/ml，E_2 76.0 pmol/L，PRL 3.76 ng/ml，P 0.69 nmol/L，A 5.78 nmol/L

2018-7-23 腰椎 MRI 平扫：腰椎退行性病变，骶尾部皮下软组织轻度水肿。

2018-9-22 性激素 3 项：FSH 7.41 mIU/ml，LH 2.51 mIU/ml，E_2 273 pmol/L。

2018-9-22 妇科经腹部超声：子宫前位，宫颈长 2.0 cm，子宫体 3.0 cm×3.0 cm×1.9 cm，内膜 0.3 cm，左侧卵巢 1.9 cm×0.9 cm，右侧卵巢 1.9 cm×1.2 cm。

超声诊断：子宫及双侧附件未见明显异常。

2018-9-30 骨标志物：总Ⅰ型胶原氨基端肽 63.0 ng/L，25 羟 D_3 15.4 ng/ml，全段甲状旁腺激素 26.39 pg/ml，钙 2.34 mmol/L，磷 1.37 mmol/L。

2018-10-16 性激素 3 项：FSH 3.49 mIU/ml，LH 1.4 mIU/ml，E_2 166 pmol/L。

2018-10-11 颈椎 MRI 平扫诊断：颈椎退行性病变，C3-5 椎间盘突出。

2019-5-18 骨标志物：总Ⅰ型胶原氨基端肽 29.1 ng/L，25 羟 D_3 30.7 ng/ml。

2020-4-5 妇科超声：子宫前位，宫颈长 2.5 cm，子宫体 3.0 cm × 2.5 cm × 2.2 cm，内膜 0.3 cm，左侧卵巢 1.3 cm × 0.8 cm，右侧卵巢 1.4 cm × 0.6 cm。

超声诊断：子宫及双侧附件未见明显异常。

2020-6-30 生化：总胆固醇 7.12 mmol/L，低密度脂蛋白胆固醇 4.1 mmol/L。

2020.12.28 性激素 3 项：FSH ＜ 0.10 mIU/ml，LH ＜ 0.10 mIU/ml，E_2 948 pmol/L。

2021-4-3 生化：总胆固醇 6.01 mmol/L。

2021-4-16 性激素 2 项：FSH 0.15 mIU/ml，LH 0.12 mIU/ml。

2021-4-28 颈部血管超声：颈动脉、椎动脉、锁骨下动脉及右侧锁骨下动脉起始段粥样动脉硬化斑块形成。

2021-6-15 性激素 3 项：FSH 0.15 mIU/ml，LH 0.12 mIU/ml，E_2 46 pmol/L。

2021-8-26 葡萄糖：空腹 4.6 mmol/L，餐后 1 h 9 mmol/L，餐后 2 h 8.4 mmol/L。

2021-8-26 胰岛素：空腹 2.5 mU/L，餐后 1 h 143.7 mU/L，餐后 2 h 263 mU/L。

2021-9-20 妇科超声：子宫前位，宫颈长 2.4 cm，子宫体

3.6 cm×2.7 cm×2.6 cm，内膜 0.4 cm，左侧卵巢 1.8 cm×0.9 cm，右侧卵巢 1.4 cm×0.8 cm。

超声诊断：子宫及双侧附件未见明显异常。

二、病例分析

1. 病例特点

（1）病史：46 岁中年女性，36 岁体重下降后闭经，BMI 13.9 kg/m^2。

（2）超声检查：2015 年超声检查提示子宫小，内膜薄，双侧卵巢小，属于缺乏雌激素刺激的表现。

（3）性激素：多次测定 FSH 和 LH 均低于 5 mIU/ml，E_2 下降，诊断为下丘脑性闭经[1-3]。

（4）2016 年开始间断 MHT 月经来潮，人工周期治疗有效，排除子宫性闭经。

（5）近 1 年 MHT 期间月经周期提前，近 2 周期无月经来潮，考虑进入围绝经期。

（6）糖耐量受损、血脂高，考虑严重营养不良导致代谢问题。

（7）该患者是典型的减重后体重下降，严重消瘦、营养不良，BMI 13.9 kg/m^2，FSH 和 LH 均低于 5 mIU/ml，考虑与极低体重有关，导致下丘脑性闭经[3]。

2. 初步诊断　下丘脑性闭经、营养不良、围绝经期、骨质疏松症、糖耐量受损、高脂血症。

3. 诊疗计划

（1）建议继续雌、孕激素治疗方案，延缓骨量丢失，维护骨骼及心血管健康。

（2）完善相关检查。

（3）积极相关科室多学科会诊联合治疗。

三、MDT 会诊

营养科会诊意见：患者 BMI 13.9 kg/m²，属于重度消瘦体型，建议：①采取低脂增体重饮食，每日总能量 47×（30~35）kcal，即 1410~1645 kcal，一日 5~6 餐。由于患者食量较少，在上午 9：00 和下午 3：00 加餐。②适当进行肌肉训练；③监测体重；④到营养咨询门诊随诊。

内分泌科会诊意见：患者因严格控制饮食消瘦，近期 OGTT 提示 IGT，目前对血糖问题可不用药，建议严格执行营养科意见，评估其心理状态，继续到妇科就诊，必要时行垂体 MRI 检查，随诊。

妇科建议：目前不更改雌、孕激素治疗方案，患者的激素水平改变与极低体重有关，建议积极改善营养状况，定期随访。

Q 医生提问：营养科是如何进行体重管理的？

A 营养科专家回答：每天按食谱保证充足的能量和优质的蛋白质摄入。

Q 医生提问：如何进行体重增加的评估？

A 营养科专家回答：每周测量一次体重并做好记录，测量体重时需要在空腹便后穿同样的单衣，使用相同的体重秤。每周增重 1 kg 左右，如果做不到，再重复评估饮食计划。该患者的目标体重是 ≥ 40 kg，目标体脂率 ≥ 16%。

Q 进修医生提问：患者目前营养不良，又合并有糖耐量减低，如何解读 OGTT 结果？

A 内分泌科专家回答：

（1）OGTT 的解读：OGTT 是一种检测人体血糖调节能力的试验，是诊断糖尿病和糖耐量异常的一种方法。口服一定量葡萄糖后，经过一定的时间间隔再测定血糖，观察口服葡萄糖前后血液中葡萄糖浓度变化。这个测定方法为 OGTT，又称糖耐量试验。糖耐量试验可以较早地发现血糖浓度。

（2）OGTT 试验正常血糖参考值：空腹血糖 < 6.1 mmol/L，餐后 2 h

血糖<7.8 mmol/L[4]（参照中国老年2型糖尿病防治临床指南2022版）。

Q 进修医生提问：什么情况下诊断糖耐量减低？什么情况下诊断糖尿病？

A 内分泌专家回答：

（1）糖耐量正常：空腹血糖<6.1 mmol/L，OGTT试验2 h血糖<7.8 mmol/L，说明血糖调节能力正常，即糖耐量正常。

（2）糖耐量减低：空腹血糖<7.0 mmol/L，口服葡萄糖2 h后血糖7.8～11.1 mmol/L，说明服用葡萄糖后血糖调节能力轻度下降，达到糖耐量减低的诊断标准。当空腹血糖为6.1～7.0 mmol/L，且OGTT试验2 h血糖≤7.8 mmol/L时，说明服用葡萄糖后血糖调节能力尚可，但对空腹血糖调节能力有所下降，可以诊断空腹血糖受损。空腹血糖受损（impaired fasting glucose，IFG）和糖耐量减低（IGT）都属于糖尿病前期，如果不加以控制，患糖尿病的风险增加。

（3）糖尿病：空腹血糖≥7.0 mmol/L和（或）OGTT 2 h血糖≥11.1 mmol/L，说明人体对服用葡萄糖后的血糖调节能力显著下降，可以确诊为糖尿病。

Q 进修医生提问：治疗营养不良的同时治疗糖耐量减低有没有矛盾？

A 内分泌科专家回答：治疗营养不良的同时治疗糖耐量减低可以避开矛盾，饮食方案对营养不良也有帮助，可以共同参考营养食谱，避开含糖食品。

Q 进修医生提问：患者严重营养不良，是否需要同时检查微量元素？

A 营养科专家回答：对于营养不良患者可以同时进行微量元素测定，通常有铁、碘、锌、硒、铜等项目，能够判断身体是否缺乏微量元素，还可以辅助诊断疾病。铁是红细胞中血红蛋白的组成元素，如果低于正常范围，说明患者可能患有缺铁性贫血或者消化道出血等疾病。如果体内缺乏碘，表明可能出现了甲状腺功能减退，而碘过量则容易引发甲状腺功能亢进症。锌低于正常范围可能会引起食欲减退、生长发育落后或异食癖。

知识点梳理：

（1）下丘脑性闭经的诊断：需要与卵巢早发型功能障碍相鉴别。鉴别重点是，在早发型卵巢功能障碍，FSH > 25 mIU/ml，而在下丘脑性闭经，FSH 和 LH 均 < 5 mIU/ml[2]。

（2）低体重的诊断：体重低于标准体重的 10% 为低体重，低于 20% 以上为消瘦，目前国内外通常采用 BMI 判定消瘦，BMI < 18.5 kg/m² 为消瘦。

四、病例思考

结合该病例，对于下丘脑闭经合并营养不良患者，应注意以下几点。

1. 对下丘脑性闭经，排除用药禁忌后，积极给予 MHT，维护子宫、骨骼和心血管的健康，要让患者充分认识到 MHT 的意义和目的。

2. 若下丘脑性闭经合并营养不良，应积极请营养科会诊，给予正确的饮食指导，尽快恢复体重。

3. 若下丘脑性闭经合并骨质疏松症，详见绝经后骨质疏松症相关章节。

4. 下丘脑性闭经合并多种疾病时，重视多学科诊疗，给患者提高就诊体验，减少就诊次数，提高治疗质量。

随访：该患者依存性尚好，可以按照医嘱用药，目前随诊至 2024 年 7 月 4 日。治疗过程中患者体重增加 5 kg，但仍然未恢复至正常体重，需要继续加强饮食管理。

不足：对于营养不良患者，在以后的病例中应该进行体成分分析，同时测量腰围和臀围，更加严谨地对待每一个病例。

参考文献

[1] 谢幸,孔北华,段涛. 妇产科学[M]. 9版. 北京:人民卫生出版社,2018.
[2] 陈子江,田秦杰,乔杰,等. 早发性卵巢功能不全的临床诊疗中国专家共识[J]. 中华妇产科杂志,2017,52(9):577-581.
[3] 中华医学会妇产科学分会内分泌学组. 闭经诊断与治疗指南(试行)[J]. 中华妇产科杂志,2011,46(9):712-716.
[4] 中国老年医学学会内分泌代谢分会. 中国老年2型糖尿病胰岛素抵抗诊疗专家共识(2022版)[J]. 中华全科医师杂志,2022,21(11):1013-1029.

第九章 肥　　胖

一、病例摘要

周某，女，43 岁，2021-9-8 就诊于我科。

主诉：月经紊乱 1 年余，体重明显增加半年，用地屈孕酮管理月经 2 个周期。

现病史：月经紊乱 1 年，月经周期及经期长短不一，未严格遵医嘱服药，半年内体重增加 10 kg，间断服用中药，要求多学科会诊管理体重。

既往史：患者既往体健，否认高血压或糖尿病等慢性病史，无烟、酒不良嗜好。

月经及婚育史：月经紊乱 1 年，G_1P_1。

家族史：否认恶性肿瘤病史、血栓及家族疾病史。

体格检查：身高 160 cm，体重 76.8 kg，BMI 30 kg/m^2。生命体征平稳，BP 127/86 mmHg，各关节表面无红肿。妇科检查：外阴呈已婚型；阴道通畅，宫颈光滑，宫体前位，正常大小，活动度可，无压痛。双侧附件区未触及明显异常。

辅助检查

2021-9-13 甲功：总 T_3 1.45 ng/ml，总甲状腺素 7.9 μg/dl，游离 T_3 3.63 pg/ml，游离甲状腺素 1.23 ng/dl，促甲状腺素 1.42 μIU/ml。

2021-9-17 妇科超声：子宫多发肌瘤，大者 1.8 cm × 1.0 cm。

2021-9-13 性激素 6 项：FSH 10.5 mIU/ml，LH 2.86 mIU/ml，E_2 149 pmol/L，PRL 6.62 ng/ml，P 1.13 nmol/L，A 5.78 nmol/L。

2022-7-5 性激素 6 项：FSH 41.9 mIU/ml，LH 9.6 mIU/ml，E_2 43 pmol/L，PRL 5.98 ng/ml，P 0.9 nmol/L，A 3.39 nmol/L。

2022-8-6 性激素 3 项：FSH 50.1 mIU/ml，LH 17.7 mIU/ml，E_2 72 pmol/L。

2022-7-4 甲功五项：总 T_3 0.95 ng/ml，总甲状腺素 7.8 μg/dl，游离 T_3 2.83 pg/ml，游离甲状腺素 1 ng/dl，促甲状腺素 1.03 μIU/ml。

2022-7-14 生化全项：ALT 11 U/L，AST 19 U/L，总胆红素 20.1 μmol/L，碱性磷酸酶 76 U/L，γ-谷氨酰转移酶 16 U/L，肌酸激醇 148 U/L，肌酸激酶-MB 8 U/L，尿素 5.3 mmol/L，钙 2.36 mmol/L，磷 1.3 mmol/L。

二、病例分析

1. 病例特点

（1）中年女性，43 岁。

（2）月经紊乱 1 年余，性激素检查提示卵巢功能衰竭，FSH 50.1 mIU/ml，LH 17.7 mIU/ml，E_2 72 pmol/L[1]，近半年体重增加明显，BMI 30 kg/m^2。

（3）超声检查提示子宫肌瘤。

（4）诊断围绝经期、肥胖[2,3]、子宫肌瘤明确。

2. 初步诊断　围绝经期、肥胖、子宫肌瘤。

3. 诊疗计划　月经周期不稳定与未遵循服用地屈孕酮有关，BMI 30 kg/m^2，肥胖对于启动 MHT 有慎用情况，患者对减重和月经管理有要求，同时因为体重和月经问题而引起情绪问题，建议患者通过中医科、营养科及妇科联合会诊指导综合管理。

三、MDT 会诊

营养科意见：患者目前属于肥胖体型，建议积极采取减重饮食。每日总热量 55×22=1210 kcal，分为一日 3~4 餐。忌食各种精致甜食，定时、定量、定餐，适量有氧运动和肌肉训练，随诊。

中医科意见：健脾化湿，辅助中药减重，积极运动。

中医药方：薏苡仁 30 g、苍术（麸炒苍术）15 g、茯苓 30 g、桂枝 5 g、炙甘草 6 g、焦山楂 30 g、焦神曲 30 g、豆蔻 10 g、车前子 15 g（包煎）、当归 10 g、姜半夏 10 g、陈皮 6 g、生姜 6 g。

妇科意见：患者目前 BMI 为 30 kg/m^2，超重明显，对于启动 MHT 属于慎用情况。患者对减重和月经管理有要求，可以小剂量补充雌激素，给予经皮雌激素 + 地屈孕酮激素补充治疗，BMI 降至正常范围后可酌情改为口服雌、孕激素控制月经，更好地维护骨骼和心血管健康。

四、病例思考

Q 患者提问：在体重管理过程中，如何预防运动造成的肌肉损伤？

A 营养科专家回答：应量力而行、循序渐进，以有氧运动为主，运动前充分热身，运动后适量拉伸。

Q 医生提问：该患者的中医辨证是什么？可以辅助针灸、耳穴等治疗减重吗？该中药方中关键的药物有哪些？它们的具体作用是什么？

A 中医科专家回答：该患者属于脾虚湿困证，予健脾化湿治疗，可以辅助针灸方法减重。关键药为生薏米、苍术、茯苓、桂枝，其中生薏米、苍术取四妙丸方义，桂枝、茯苓取苓桂术甘汤方义，主要起到健脾化湿之功效。

Q 进修医生提问： 该患者为什么要用经皮雌激素？

A 妇科专家回答： 患者 BMI 为 30 kg/m²，肥胖可导致血栓风险增加，口服雌激素的血栓风险高于经皮雌激素，所以应用经皮雌激素相对更安全[1]。

Q 进修医生提问： 经皮雌激素和口服雌激素有什么不同？

A 药剂科专家回答： 口服雌激素经过肝代谢，可能影响凝血功能，增加血栓发生风险，同时也增加胆固醇合成，增加了胆石症的发生风险，服药后需要定期检查肝、肾功能。经皮雌激素直接吸收，因此避免了肝的首过效应，减少了肝刺激，对凝血系统影响小，发生血栓疾病的风险低；不提高胆固醇的浓度，符合生理状态，对胆囊影响小；基本不被破坏，生物利用度高；能使 E_2 较稳定地释放，降低甘油三酯，以及提高胰岛素的敏感性。因此，对于以甘油三酯升高为主的血脂异常、糖尿病、肝和胆疾病、胃肠道疾病、凝血功能障碍等患者，经皮雌激素更安全。

参考文献

[1] 中华医学会妇产科学分会绝经学组. 中国绝经管理与绝经激素治疗指南（2023 版）[J]. 中华妇产科杂志，2023，58（1）：4-21.

[2] 中华人民共和国国家卫生健康委员会. 肥胖症诊疗指南（2024 年版）[J]. 中华消化外科杂志. 2024，23（10）：1237-1260.

[3] 中国营养学会肥胖防控分会. 中国居民肥胖防治专家共识[J]. 中国预防医学杂志. 2022，23（5）：321-339.

第十章 烟 雾 病

一、病例摘要

张某，女，55岁，2022-8-8于我科就诊。

主诉：绝经3年，关节疼痛半年。

现病史：患者绝经3年，半年前感膝关节、髋关节疼痛，无法下蹲，伴关节周围肌肉疼痛，肩关节轻微疼痛，无活动受限。近3周感头晕，伴全身灼热感。患者到外院就诊，完善MRI检查，提示双髋关节及膝关节退行性病变。患者到我院运动医学科就诊，医生建议康复锻炼。患者到我科就诊，有MHT愿望。

既往史：患烟雾病5年，2020年、2021年各行外科血运重建手术一次。

月经及婚育史：绝经3年，G_2P_2，剖宫产2次。

家族史：否认乳腺癌及血栓等家族史。

体格检查：生命体征正常，BP 110/65 mmHg。妇科检查：外阴已婚型，阴道畅，宫颈光滑，子宫前位，萎缩、质中，活动可，无压痛，双侧附件未及异常。

辅助检查

2022-4-9乳腺超声：双乳实性结节，BI-RADS 3类。

2022-7-14生化检查：总胆固醇5.9 mmol/L（↑），甘油三酯2.8 mmol/L（↑），血糖6.39 mmol/L，超敏C反应蛋白7.7 mg/L，链球菌溶血素246 U/ml。

2022-8-8性激素：E_2 57 pmol/L，FSH 59.4 mIU/ml，LH 26.2 mIU/ml。

2022-8-1 膝关节 MRI 平扫（右）：右膝关节退行性病变，前后交叉韧带信号稍增强，变性？请结合临床。内侧半月板变性，外侧半月板变性损伤，关节少量积液，腘肌滑囊少量积液，腘窝囊肿，半膜肌肌腱损伤。

二、病例分析

1. 病例特点

（1）绝经期女性，55岁，绝经3年。

（2）关节疼痛半年。

（3）患有烟雾病，曾手术治疗2次。

（4）辅助检查：乳腺超声示双乳实性结节，BI-RADS 3 类。总胆固醇 5.9 mmol/L（↑），甘油三酯 2.8 mmol/L（↑）。MRI 检查示右膝关节退行性病变，外侧半月板变性损伤。

2. 初步诊断：绝经期、烟雾病、双髋关节退行性病变、膝关节退行性病变、高脂血症。

3. 诊疗计划

（1）若关节疼痛影响生活质量，可考虑行绝经 MHT，以延缓骨质疏松，改善症状，提高生活质量。

（2）烟雾病属于血栓性疾病，MHT 有增加血栓风险的可能，能否行 MHT 治疗以及是否辅助其他治疗，建议提请多学科——妇科、神经外科及运动医学科会诊。

三、MDT 会诊

神经外科建议：考虑患者有烟雾病病史，双侧颈内动脉闭塞，手术治疗后代偿血管较为纤细，属于血栓性疾病高危，不建议服用增加血栓风险的药物。

Q 进修医生提问：烟雾病是何种疾病？有哪些临床特点？

A 神经外科专家回答：烟雾病亦称自发性脑底动脉环闭塞症，是一组以双侧颈内动脉末端和（或）大脑前动脉、大脑中动脉起始部出现缓慢进展性狭窄进而闭塞，脑底出现代偿性异常血管网为特点的一种脑血管病。因该疾病中异常血管网在脑血管造影时形似烟雾，因此称为"烟雾病"[1]。烟雾病的临床表现较为复杂多样，最为常见的是脑缺血，可表现为短暂性脑缺血发作（transient ischemic attack，TIA）、可逆性缺血性神经功能障碍（reversible ischemic neurologic deficit，RIND）或脑梗死。自发性颅内出血较多见于成年患者，主要原因是烟雾状血管或合并的微动脉瘤出现破裂出血，其中以脑室内出血或脑实质出血最为常见[2]。

Q 患者提问：为什么烟雾病不能进行 MHT？

A 神经外科专家回答：由于病因不明，烟雾病尚无肯定有效的治疗药物，主要是针对缺血及出血症状进行对症处理，因此，目前烟雾病的临床治疗仍然以颅内外血运重建手术为主[3]。确诊烟雾病后应当对患者进行终身随访，即使是在成功的脑血管重建手术后仍有发生卒中的风险[2]，因此不推荐患者使用增加血栓风险的药物。

运动医学科建议：患者主诉双膝关节疼痛半年，右侧重。追诉病史，患者下蹲困难，下楼时疼痛明显。查体：压髌试验及磨髌试验（+），股四头肌萎缩明显，右膝显著。对于膝关节目前的情况，最需要进行肌肉锻炼以改善症状，同时注意避免损伤膝关节的活动，除外风湿免疫及结核等其他引起明显膝关节疼痛的疾病。对髌骨软化，建议：①休养；②减少爬山、爬楼，避免蹲起、跑跳；③加强下肢肌肉力量：靠墙静蹲、快走、游泳、骑自行车；④药物治疗：给予消炎止痛药和外用药治疗；⑤给予营养品：氨基葡萄糖；⑥理疗；⑦保护膝关节。

Q 患者提问：不损伤膝关节的肌肉锻炼的运动有哪些？

A **运动医学专家回答：**

（1）直抬腿练习：是下肢肌力训练的经典项目之一，将下肢向各个方向伸直、抬至一定高度（图10-1至10-4）。

静态训练模式： 将腿抬高后保持10秒，缓慢放松，休息10秒，之后再抬起，如此反复，10次/组，2组/日。

动态训练模式： 抬起—下落为1次，10~30次/小组，休息10~20秒，4~6小组/大组，2大组/日。

注意事项： ①静态训练的细节：抬起的高度以训练后能够引起适度疲劳为宜，如向前直抬腿，推荐抬起至下肢与床面的夹角约30°为宜。注意：绝不是抬得越高越好。②动态训练的细节：练习时要注意动作节律，匀速抬起，在顶点维持3~5秒，之后缓慢下落，越慢越好，在最低位置不停留，即刻抬起，进行下一次练习。③能够轻松完成之后可以自行调整训练强度，如等长收缩每次坚持的时间可以变成15秒、20秒、25秒……④训练中及训练后除肌肉疲劳外患者不应出现任何其他不适，如果出现关节肿痛、血压波动等，请立即停止训练，并及时就诊，寻求专业医生的指导。

（2）静蹲：静蹲的适用范围相当广泛，包括膝关节骨关节炎的患者、髌骨软化及髌股关节软骨损伤的患者、其他膝关节慢性疼痛的患者，以及下肢力量弱、平时极少锻炼，需要加强大腿部肌肉力量的人群等。静蹲最主要训练的是股四头肌，对下肢和腰腹部的肌肉包括腘

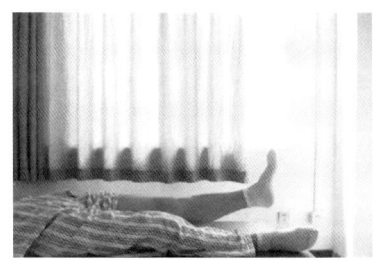

图10-1　向前直抬腿

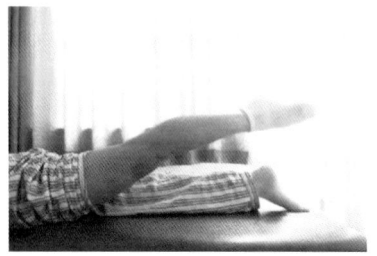

图10-2　向后直抬腿

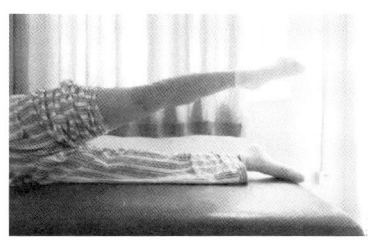 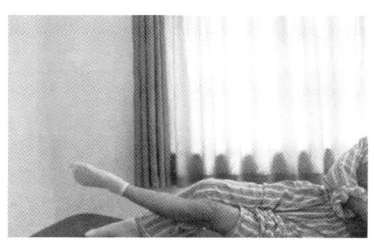

图 10-3　向外直抬腿　　　　图 10-4　向内直抬腿

绳肌、小腿三头肌、臀肌、髂腰肌等也会起到一定的辅助协调的作用。静蹲训练到的肌肉对预防膝关节损伤、降低跌倒风险具有重要意义。通常静蹲的标准姿势是：上身保持挺立，抬头平视前方，依自身能力双手可轻搭于双腿之上，或悬垂于身体两侧，或平举、侧举或做托球状放于胸前，骨盆可稍向前倾，两脚分开，与肩同宽，脚尖与膝盖均需朝向正前方，并且保持膝盖与脚尖在一条直线上，不推荐膝盖超过脚尖，大腿与小腿之间的角度视具体情况进行调整，一般保持在 90°以上。需要注意的是，如角度过小，股四头肌锻炼得反而不充分。每次静蹲的时间以感觉自己力竭而无法继续坚持为度，每次静蹲力竭后间隔 1~2 min 再开始下一次静蹲，每 3~5 次为一组，可在一天不同的时间段练习 3~5 组（图 10-5）。

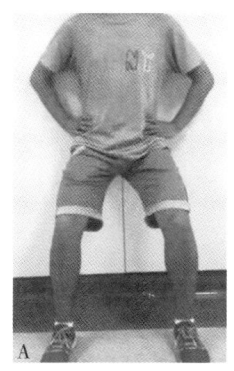 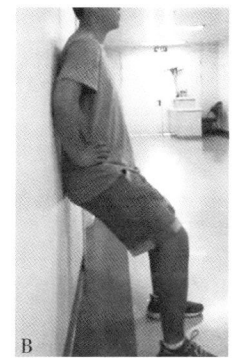

图 10-5　靠墙静蹲。A. 正面；B. 侧面

妇科建议：①妇科 MHT 主要目的是提高生活质量，预防绝经相关疾病，需要评估风险和利弊。本患者患有烟雾病，本病发生血栓的风险较高，不宜启动 MHT。②对于膝关节问题，应遵照运动医学医嘱，进行运动锻炼和避免损伤加重。③定期妇科体检。

☆ **知识点**

绝经前后的女性会出现一系列不适，统称为绝经综合征。研究提示，大约 80% 的女性经历过至少一种绝经相关症状的困扰，常见症状包括疲劳乏力、情绪波动、失眠、肌肉关节疼痛和潮热出汗等[4]。绝经健康管理应从绝经过渡期开始进行全方位的生活方式调整，并在希望治疗且无禁忌证的人群中开展包括 MHT 在内的各项医疗干预。MHT 属于医疗措施，启动 MHT 应具备适应证，完善相关的实验室检查以排除禁忌证，且绝经过渡期和绝经后期女性本人有强烈 MHT 需求的前提下尽早开始治疗[5]。MHT 有严格的禁忌证，"最近 6 个月内患有活动性的较为严重的静脉或动脉血栓栓塞性疾病"就是其中一条。《中国绝经管理与绝经激素治疗指南 2023 版》指出所有围绝经期和绝经后期女性在开始 MHT 前均需对导致血栓形成的高危因素、血栓栓塞病史及家族史，通过病史询问等进行详细了解，并完善相关实验室检查进行评价。有阳性病史者，建议到专科就诊咨询。

血栓形成的高危因素有抗磷脂综合征、自身免疫性疾病、恶性肿瘤、慢性心肺疾病、慢性肾病、手术、肢体制动或长期卧床、多发性外伤、骨折及肥胖。

Q 进修医生提问：MHT 可能增加血栓栓塞性疾病的风险，在临床使用中需要注意什么呢？

A 妇科专家回答：MHT 可能会升高血栓栓塞性疾病的风险，在治疗时应充分考虑患者的绝经时间、年龄及身体健康状况等，通过个体化选择合适的 MHT 治疗方案，以达到 MHT 的最佳获益与风险比[5]。目前研究显示 MHT 的启动时间、所选择的用药方案、给药途径及孕激素的不同种类等所导致的血栓栓塞性疾病风险是不同的[6]。在临床上，尽量选择窗口期进行 MHT，也就是年龄低于 60 岁、绝经时间低于 10 年并且没有心血管疾病的绝经期女性，应用 MHT 不增加冠状动脉粥样硬化和卒中等的风险。在用药方案选择上，从心血管疾病患病风险角度考虑，单用雌激素会更安全。从保护子宫内膜角度考虑，连续联合方案优于序贯方案，更利于保护子宫内膜。从血栓角度考虑，连续联合方案则不如序贯方案低剂量口服 MHT 发生缺血性脑卒中的风险可能较低。目前研究显示使用经皮雌激素方案不会增加静脉血栓栓塞（venous thromboembolism，VTE）风险，对于有 VTE 高风险（包括 BMI > 30 kg/m^2、吸烟、有易栓症家族史）的女性，推荐经皮雌激素可能更安全[7]。不同类型孕激素引起的血栓风险亦不同：与天然孕激素相比，合成孕激素的 VTE 风险低。有研究提示某些合成孕激素如醋酸甲羟孕酮导致 VTE 风险增加[8]。

总结：MHT 可改善绝经综合征，提高患者的生活质量，但也有血栓形成等风险，故在启动前需详细询问病史，完善实验室检查，排除禁忌证后方可启动。若患者近 6 个月内患有活动性静脉或动脉血栓栓塞性疾病，则不宜启动 MHT。当患者具有血栓形成危险因素时，可请专科会诊后再明确是否启动 MHT。

烟雾病虽然是血栓风险较高的疾病，但不是 MHT 的绝对禁忌证，需要经过严格评估后启动 MHT。如暂不能启动 MHT，可以联合运动医学、中医科及康复科进行对症治疗，比如运动医学康复治疗、中药治疗更年期症状以及抗骨质疏松治疗等。

四、病例思考

该患者绝经 3 年，关节疼痛半年，有 MHT 指征，但其患有烟雾病，该病属于血栓栓塞性疾病。经多学科 MDT 讨论后，考虑发生血栓的风险高，不宜行 MHT，后续可以考虑植物药治疗。在患者就诊时，需明确患者是否有活动性静脉、动脉血栓栓塞性疾病以及血栓形成高危因素，必要时请专科会诊。有血栓形成危险因素者在使用经皮雌激素时发生血栓的风险显著低于口服雌激素[9-11]，因此，在排除禁忌证可行 MHT 后，可考虑经皮雌激素联合孕酮治疗。

参考文献

［1］SUZUKI J, TAKAKU A. Cerebrovascular "moyamoya" disease. Disease showing abnormal net-like vessels in base of brain[J]. Arch Neurol, 1969, 20(3): 288-299.

［2］烟雾病和烟雾综合征诊断与治疗中国专家共识编写组，国家卫生计生委脑卒中防治专家委员会缺血性卒中外科专业委员会. 烟雾病和烟雾综合征诊断与治疗中国专家共识（2017）［J］. 中华神经外科杂志，2017，33（6）：541-547.

［3］烟雾病治疗中国专家共识编写组. 烟雾病治疗中国专家共识［J］. 国际脑血管病杂志，2019，27（9）：645-650.

［4］DU L, XU B, HUANG C, et al. Menopausal symptoms and perimenopausal healthcare seeking behavior in women aged 4060 years: a community based cross sectional survey in shanghai, China[J]. Int J Environ Res Public Health, 2020, 17(8): 2640.

［5］中华医学会妇产科学分会绝经学组. 中国绝经管理与绝经激素治疗指南2023 版［J］. 中华妇产科杂志，2023，58（1）：4-21.

［6］向倩，贾萍，高凌云. 绝经激素治疗与血栓栓塞的研究进展［J］. 现代医药卫生，2021，37（7）1137-1140.

［7］L'HERMITE M. HRT optimization, using transdermal estradiol plus micronized progesterone, a safer HRT[J]. Climacteric, 2013, 16(Suppl 1): 4453.

［8］SCARABIN P Y. Progestogens and venous thromboembolism in menopausal women: an updated oral versus transdermal estrogen meta-analysis[J]. Climacteric, 2018, 21(4): 341-345.

[9] SOBEL T H, SHEN W. Transdermal estrogen therapy in menopausal women at increased risk for thrombotic events: a scoping review[J]. Menopause, 2022, 29(4): 483490.

[10] ROVINSKI D, RAMOS R B, FIGHERA T M, et al. Risk of venous thromboembolism events in postmenopausal women using oral versus non-oral hormone therapy: a systematic review and metaanalysis[J]. Thromb Res, 2018, 168: 8395.

[11] BERGENDAL A, KIELER H, SUNDSTRÖM A, et al. Risk of venous thromboembolism associated with local and systemic use of hormone therapy in peri- and postmenopausal women and in relation to type and route of administration[J]. Menopause, 2016, 23(6): 593–599.

第十一章 急性血栓栓塞性疾病

一、病例摘要

李某某，女，54岁，2024-4-29于我院就诊。

主诉：绝经5年，采取MHT 3年。

现病史：患者2021年因"绝经综合征、骨质疏松症"于外院行MHT，予替勃龙一天一片口服，服药期间更年期症状明显缓解。后来至2021年1月前在外院定期复查，在我院定期开药。2024-1-24患者到我院更年期门诊就诊，完善全面体检，改替勃龙一天半片，更换方案10天后出现潮热、盗汗、夜间易醒（改良Kupperman评分12分）。2024-2-28因更年期症状加重更换为替勃龙每日3/4片，症状明显减轻（Kupperman评分4~6分），2024-3-26因"肝功异常、脂肪肝"改为经皮雌激素每日1/3卡尺+每日地屈孕酮半片口服。2024-4-19因"宫颈管积液"行宫颈管粘连松解+宫颈管诊刮术，术后病理：宫颈管黏膜慢性炎症。

既往史：有肾结石碎石治疗史，否认糖尿病、高血压等慢性病史，未询问抽烟、酗酒等不良嗜好。

月经及婚育史：绝经5年。已婚，G_1P_1。

家族史：父亲因"糖尿病并发症"去世，母亲因"脑梗、肠系膜动脉血栓"去世，兄弟姐妹三人体健。

药敏史：青霉素皮试阳性，静脉输注头孢曲松后出现恶心、呕吐。

体格检查：生命体征正常，BP 113/73 mmHg。妇科检查：外阴呈已婚型，阴道畅，宫颈光滑，子宫前位，萎缩、质中，活动可，无压痛，双侧附件未及异常。

🔍 辅助检查（2024-1-24）：

（1）生化：ALT 88 U/L（↑），AST 54 U/L（↑），TC 4.66 mmol/L，TG 0.82 mmol/L，HDL 1.19 mmol/L，LDL 3.12 mmol/L，葡萄糖 5.1 mmol/L。

（2）性激素：FSH 58.3 mIU/ml（↑），LH 29.6 mIU/ml（↑），E_2 0 pmol/L（↓）。

（3）骨标志物：基本正常，25-羟维生素 D 23.6 ng/ml。

（4）甲功：TSH 2.75 μIU/ml，TT_3 1.15 ng/ml，TT_4 10.4 μg/dl，FT_3 3.65 pg/ml。

（5）TCT HPV：正常。

（6）阴道 B 超：子宫体 4.1 cm×4.2 cm×3.1 cm，内膜厚 0.2 cm，左侧卵巢 2.2 cm×0.8 m，右侧卵巢 1.9 cm×0.8 cm，宫颈管内探及均质低回声，宽 0.7 cm，未探及血流信号。诊断：宫颈管积液、积血可能。

（7）骨密度：骨质疏松症（表 11-1）。

（8）乳腺 B 超：左乳实性结节（0.3 cm×0.2 cm），符合 BI-RADS 3 类。

（9）消化泌尿系统 B 超：脂肪肝。

（10）颈部血管超声：双侧颈动脉及椎动脉未见明显异常。

表 11-1 骨密度检查

腰椎		右侧股骨		左侧股骨	
位置	T 值	位置	T 值	位置	T 值
L1	-1.5	颈部	-2.5	颈部	-2.3
L2	-1.5	粗隆	-1.3	粗隆	-1.3
L3	-1.7	中间	-1.3	中间	-1.1
L4	-1.6	总计	-1.7	总计	-1.7
总计	-1.6	三角区	-2.6	三角区	-2.6

二、病例分析

1. 病例特点

（1）绝经期女性，54岁，绝经5年。

（2）MHT治疗3年。

（3）因"脂肪肝、肝功异常"行经皮雌激素补充。

（4）父亲因"糖尿病并发症"去世，母亲因"脑梗、肠系膜动脉血栓"去世。

2. 初步诊断　绝经综合征、骨质疏松症、肝功异常、脂肪肝、宫颈管积血、乳腺结节、肾结石碎石治疗史。

3. 诊疗计划

（1）继续经皮雌激素+地屈孕酮连续联合治疗。

（2）继续抗骨质疏松治疗。

（3）定期复查。

三、急诊病历

主诉：腹痛8 h、便血3 h，于2024-5-1到我院急诊科就诊。

现病史：患者8 h前凌晨梦中突发腹痛，下腹绞痛，VAS评分5~6分，持续10 min左右，伴便意，排黄软便后腹痛缓解。2 h后再次腹痛，部位、性质同前，VAS评分7~9分，患者难以耐受，伴大汗、乏力，持续10 min，排黄褐色稀水便后略好转，转为下腹隐痛，每2~4 h腹痛阵发性加重，伴便血，为鲜血便，伴少量黏液，共3次，共约100 ml，无心悸、头晕、晕厥、恶心、呕吐、发热、胸闷、胸痛或呼吸困难，患者到我院急诊科就诊。

查体：T 36℃，P 65次/分，R 15次/分，BP 104/60 mmHg，神志清楚，查体合作。双肺呼吸音清晰，心律齐，未闻及杂音。腹软，左下腹压痛、反跳痛（±），麦氏点无压痛，肝未触及，Murphy征阴性，肾区无叩击痛，肠鸣音 3 次 / 分。双下肢无水肿。

辅助检查

（1）生化＋心肌酶：NT-ProBNP 178 pg/ml，ALT 219 U/L（↑），AST 72 U/L（↑），γ- 谷氨酰基转移酶 228 U/L（↑）。

（2）凝血：纤维蛋白（原）降解产物 6.1 μg/ml（↑），活化部分凝血活酶 27.7 秒（↓），D- 二聚体定量 0.97 μg/ml（↑）。

（3）血常规：白细胞 9.5×10^9/L，余大致正常。

（4）大便常规＋潜血：外观呈红色稀水样便，镜检示大便红细胞数 0～2/HP，白细胞数 25～30/HP，大便潜血试验阳性。

（5）腹盆腔 CT：横结肠及降结肠肠壁水肿增厚，炎性或缺血性病变？部分为收缩所致？结合临床上肝一过性异常灌注，局部条状低强化，考虑门脉分支血栓，胆囊腺肌症待排，盆腔少量积液（图 11-1）。

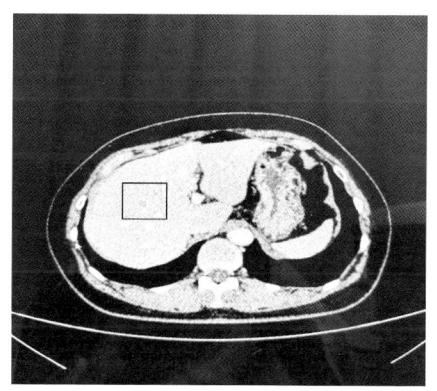

图 11-1　盆腹腔 CT 检查

治疗过程：2024-5-1 急诊留观，2024-5-1 至 5-2 完善化验检查，2024-5-1 至 5-8 到消化科住院治疗。

辅助检查

见表 11-2 至表 11-4。

表 11-2　血常规检查

时间	红细胞 （×10^{12}/L）	白细胞 （×10^9/L）	血小板 （×10^9/L）	血红蛋白 （g/L）
2024-5-1	4.61	9.5	260	143
2024-5-2	3.9	6.67	105	121
2024-5-3	3.96	6.6	224	123
2024-5-7	4.24	5.51	254	133

表 11-3　凝血检查

时间	纤维蛋白（原） 降解产物 （μg/ml）	活化部分凝血 活酶（秒）	纤维蛋白原 （g/L）	D-二聚体 定量 （μg/ml）
2024-5-1	6.1	27.7	3.02	0.97
2024-5-2	<2.5	23.9	2.75	0.36
2024-5-3	<2.5	30.8	2.69	0.24

表 11-4　转氨酶及蛋白检查

时间	ALT （U/L）	AST （U/L）	γ-谷氨酰基 转移酶 （U/L）	氯 （mmol/L）	总蛋白 （g/L）	白蛋白 （g/L）	CRP （mg/L）
2024-5-1	219（↑）	72（↑）	228（↑）	109（↑）	77	45.2	
2024-5-2	141（↑）	57（↑）	192（↑）	111.4（↑）	58.4	37.2	14.22（↑）
2024-5-3	130（↑）	72（↑）	163（↑）	113（↑）	56.3（↓）	35.8（↓）	7.6
2024-5-7	101	86	157	107	58.7	38.6	2.1

2024-5-2 至 5-3 免疫肝病 7 项、戊肝抗体 IgM、甲肝抗体、EB 病毒抗体四项、巨细胞病毒抗体、铜蓝蛋白、肿瘤标志物、糖化血红蛋白、抗核抗体谱、抗角蛋白抗体、抗中性粒细胞细胞质抗体、抗磷

脂综合征抗体、免疫球蛋白七项、风湿三项及尿免疫球蛋白固定电泳大致正常。

2024-5-4 腹盆动脉 + 静脉 CT 血管成像：腹、盆动脉 CT 血管成像（computed tomography angiography，CTA）及 CTV 未见异常，请结合临床。

2024-5-2 肠镜：缺血性结肠炎、结肠多发息肉。

会诊：

妇科：患者目前存在门脉分支血栓，有性激素类用药禁忌，建议停用地屈孕酮及雌二醇等，待血栓病情平稳后到妇科更年期专科门诊就诊，评估后续治疗。如有更年期症状，暂用植物药莉芙敏治疗。

介入科：阅 2024-5-4 腹盆动脉 + 静脉 CT，提示腹、盆动脉 CTA 及 CTV 未见异常，对比近两次 CT，见门脉血流通畅，未见明显血栓征象，暂时无须介入血管外科特殊干预，继续目前治疗。

初步诊断：下消化道出血、缺血性结肠炎、肝功能不全、脂肪肝、绝经综合征、骨质疏松症、肾结石碎石治疗史。

诊疗计划：

（1）禁食、水，用罂粟碱解痉，补液。

（2）维持灌注，抗感染治疗。

（3）给予丹参滴丸及阿司匹林改善血供。

（4）停止 MHT 治疗，口服莉芙敏。

（5）患者出院后有潮热、盗汗等绝经综合征症状，鉴于患者特殊病史，需改善其症状并长期管理，建议提请多学科会诊：消化科、中医科、药剂科、康复医学科（骨质疏松症）、妇科。

四、MDT 会诊

消化科建议：患者目前可以正常饮食，避免辛辣食物，继续保肝治疗，定期复查肝功能，必要时行肝穿刺。注意饮水、戒烟、忌酒，避免使用肝损伤相关药物。

Q 进修医生提问： 该患者发生门静脉栓塞的病因是什么？

A 消化科专家回答： 急性门静脉血栓形成（acute portal vein thrombosis，APVT）临床上较少见，因该疾病临床症状不典型，相对发病率较低，因此误诊率和漏诊率很高。本病从病因角度分为原发性和继发性。原发性多病因不明，而继发性的常见原因包括慢性肝病及肝硬化、门静脉高压症、胆道感染及手术创伤等原因。本病例排除了以上继发病因，考虑为原发性。原发性 APVT 的形成通常与易栓症有关，易栓症又分为遗传性和获得性两类。该患者的母亲因脑梗死、肠系膜动脉血栓去世，有静脉血栓栓塞疾病的家族史，考虑存在遗传性因素可能。易发生获得性易栓症的疾病包括抗磷脂综合征、肾病综合征、肿瘤及心力衰竭等，患者目前未发现相关性疾病病史。获得性易栓症的因素包括手术创伤、长期制动、高龄、妊娠以及长期口服避孕药等。该患者有长期口服雌、孕激素和吸烟史，考虑存在获得性易栓症因素。

中医科建议： 患者停用性激素后，出现潮热汗出、情绪急躁等症状反复，在不能继续服用性激素的情况下，积极予以中药调理。患者唇色暗、舌苔白腻、少津，中医辨证属于气虚血瘀、湿热内蕴、寒热虚实夹杂。中药治疗比较复杂，需定期随访。

康复医学科建议： ①复查骨标志物，定期复查骨密度。②钙剂 500~600 mg/d，骨化三醇每日 1~2 粒，降钙素使用 2~3 个月后停用。③口腔治疗结束后（患者有种植牙可能），可考虑使用唑来膦酸 5 mg。④加强锻炼。

药剂科建议： 患者存在家族性肠系膜栓塞病史，还有吸烟（每日 7~8 支），这些都是发病因素。在药物方面，地屈孕酮片说明书的不良反应条目中未提到其能增加血栓风险，雌二醇有存在增加血栓风险的可能，但外用雌二醇时吸收很少，低于 50%，建议如果后期加用，应减少用量并降低使用频率。患者有泌尿系结石病史，补充钙剂可以使用柠檬酸钙和维生素 D。

妇科建议：①停用 MHT。②遵各科医嘱定期复查、复诊，完善实验室检查。③给予生活方式指导，戒烟。

Q 进修医生提问 2： 为什么使用经皮雌激素时血栓风险较低？

A 妇科专家回答： 经皮雌激素吸收后储存在皮下脂肪，缓慢释放，从而避免了肝的首过效应，不影响抗凝血酶Ⅲ、蛋白 C、蛋白 S 及凝血酶原片段 1+2（F1+2）等的活性，并且降低了纤维蛋白原、凝血因子Ⅷ的活性，从而降低了血栓形成风险。经皮雌激素连续联合方案通过减少凝血过程中血小板聚集、血小板与纤维蛋白聚集的可能，从而降低血栓的形成风险[1-4]。

五、病例思考

绝经期患者因"绝经综合征、骨质疏松症"在外院行 MHT，后续因"肝功能异常、脂肪肝"改为经皮雌激素＋孕激素的连续联合方案治疗，用药期间患者的更年期症状及骨质疏松症等有明显改善。虽然使用经皮雌激素时血栓风险较低，但患者现发生急性门静脉血栓，有 MHT 治疗禁忌，建议后续采用中医或植物药治疗。

参考文献

[1] SMITH N L, BLONDON M, WIGGINS KL, et al. Lower risk of cardiovascular events in postmenopausal women taking oral estradiol compared with oral conjugated equine estrogens [J]. JAMA Intern Mel, 2014, 174 (1): 25–31.

[2] STACHOWIAK G, PERTYNSKI T, PRTVASKA-MARCZEWSKA M. Effect of transdermal hormone therapy on platelet haemostasis in menopausal women [J]. Anh AGR ENV MED: AAEM, 2015, 22 (1): 167–171.

［3］向倩，贾萍，高凌云. 绝经激素治疗与血栓栓塞的研究进展. 现代医药卫生，2021，37（7）：1137-1140.

［4］史惠蓉，李雪茹，贾艳艳. 绝经激素治疗与动静脉血栓栓塞性疾病. 中国实用妇科与产科杂志，2020，36（3）：224-227.

第十二章　脑动脉狭窄

一、病例摘要

张某某，女，48岁，2024-7-17于我科就诊。

主诉：失眠、情绪波动3年。月经周期延长1年，不规则阴道出血近1个月，发现宫内节育器下移2周。

现病史：患者近3年出现经常性失眠，表现为入睡困难、易醒，口服安眠药后缓解；情绪易波动，偶有焦虑、抑郁；改良Kupperman评分25分（表12-1）。近1年出现月经紊乱，2023-7至2023-9无月经来潮，2023-10月经自然来潮，规律月经，持续至2024-4。2024-5无月经来潮，LMP 2024-6-14（自然月经），前一周为少量褐色分泌物样出血，其后月经量多于平素经量，每小时更换1片日用卫生巾，湿透约1/2。2周前就诊于外院，超声检查提示宫内节育器下移，予口服肾上腺色腙片（安络血）、甲硝唑干混悬剂、三维亚铁、头孢泊肟至今，阴道出血量逐渐减少，今日可见点滴样出血，无腹痛，有头晕、心慌、乏力。

表12-1　患者Kupperman评分表

症状	表现
潮热、盗汗	<3次/日
感觉异常	无
失眠	经常，安眠药有效

续表

症状	表现
情绪波动	经常,能自知
皮肤蚁走感	偶尔
性生活	性欲下降
抑郁、疑心	偶尔
眩晕	影响生活
疲乏	上4楼困难
骨关节痛	偶尔
头痛	经常,能忍受
心悸	偶尔
泌尿系感染	无
改良 Kupperman 评分	25 分

既往史:3年前发现高血压,现口服厄贝沙坦,血压不稳定,波动于(74~160)/(53~100)mmHg。3年前发现甲状腺功能减低,现口服含碘盐,未用药。2年前因"脑动脉狭窄、血管斑块",在北京协和医院神经内科住院治疗半个月,现口服阿司匹林肠溶片、阿托伐他汀及甲钴胺。否认吸烟史。

月经及婚育史:月经初潮12岁,5/(23~24)天,量多,痛经较重,LMP 2024-6-14。G_4P_1,剖宫产1次,人工流产3次,放置宫内节育器10年,自述为圆环。

家族史:否认乳腺癌及血栓等家族史。

体格检查:生命体征正常,血压145/90 mmHg,心率78次/分。身高160 cm,体重64 kg,BMI 25 kg/m^2。妇科检查:外阴呈已婚型,阴道畅,宫颈光滑,子宫前位,萎缩、质中,活动可,无压痛,双侧附件未及异常。

辅助检查

2024-7-7 性激素：FSH 47.6 mIU/ml，LH 12.4 mIU/ml，E_2 42 pmol/L，PRL 7 ng/ml，孕酮 0.66 nmol/L。

2024-7-7 血常规：白细胞 $7.3 \text{ cm} \times 10^9/L$，红细胞 $3.45 \times 10^{12}/L$，血红蛋白 109 g/L，红细胞压积 0.34，血小板 $281 \times 10^9/L$。

2024-7-7 妇科超声：子宫后位，宫颈长 3.2 cm，子宫体 6.2 cm×5.6 cm×5.3 cm，在子宫后壁探及边界清的低回声，1.9 cm×1.1 cm，内膜厚 1.0 cm，宫腔内可见节育器强回声，呈 T 形，上缘距宫底内膜层 2.4 cm，节育器一侧横臂位于子宫左前壁肌。诊断：宫内节育器下移伴嵌顿、子宫肌瘤。

2024-7-9 天坛医院头颅 MRI：左侧大脑中动脉弥漫性血管壁增厚，斑块形成，管腔重度狭窄，部分近闭塞，左颈内动脉 C4-7 段管壁增厚，斑块形成，管腔轻中度狭窄，左侧大脑前动脉 A1 段局部狭窄，斑块形成可能，左侧后交通动脉开放，左侧大脑后动脉增粗、延长。

二、病例分析

1．病例特点

（1）围绝经期女性，48 岁。

（2）失眠、情绪波动 3 年。月经周期延长 1 年，不规则阴道出血近 1 个月，发现宫内节育器下移 2 周。

（3）宫内节育器下移伴嵌顿。

（4）高血压病史、脑血管狭窄病史。

（5）辅助检查：FSH 47.6 mIU/ml，LH 12.4 mIU/ml，E_2 42 pmol/L。妇科超声示宫内节育器下移伴嵌顿、子宫肌瘤。头颅 MRI 示脑动脉硬化、狭窄，脑血管斑块形成。

2．初步诊断　围绝经期、围绝经期综合征、宫内节育器下移伴嵌顿、子宫肌瘤、高血压病、脑动脉硬化、狭窄、脑血管斑块形成、甲状腺功能减退。

3. 诊疗计划

（1）患者宫内节育器下移伴嵌顿，建议行宫腔镜检查＋分段诊刮＋取环术。患者脑动脉硬化、狭窄，且有高血压病，血压控制欠佳，建议术前请神经内科、神经外科及麻醉科评估手术风险。术后可考虑使用孕酮管理月经至绝经。

（2）患者围绝经期综合征明显，未来是否可行 MHT，建议提请多学科会诊：妇科、神经外科、神经内科、麻醉科。

三、MDT 会诊

麻醉科建议：患者存在月经紊乱，拟门诊行宫腔镜检查。鉴于患者既往有高血压病史，外院颅脑 MRI 提示"大脑中动脉管腔狭窄"，建议：①完善神经外科会诊。②交代围术期脑出血、缺血性脑梗死以及心血管意外风险。③加强围术期监测，避免低血容量、低血压等不利于脑灌注的因素。④若行门诊手术，严格禁食、水。⑤至我科随诊。

神经外科建议：追问病史，患者于 2021 年曾发作一过性右侧上肢无力，外院诊断为短暂性脑缺血发作（TIA），给予抗血小板、降脂等药物治疗，症状好转。后来直立时仍间断发作右侧上肢无力，无明显言语不清，能自行好转。曾就诊于北京天坛医院和北京协和医院，继续服用药物保守治疗。外院磁共振血管成像（magnetic resonance angiography，MRA）及 CT 血管成像（computed tomography angiography，CTA）显示左侧大脑中动脉重度狭窄、闭塞可能。建议：①目前考虑患者仍存在左侧前循环缺血发作表现，发生围手术期脑缺血及脑梗死风险高，需充分向患者及家属交代风险。②建议请神经内科脑血管病专家术前评估病情。③至我科随诊。

神经内科建议：患者目前存在颅内血管严重狭窄，2024-7-16 外院 CTA 提示左侧颈内动脉较对侧纤细、末端狭窄，左侧大脑中动脉水平段重度狭窄，局部闭塞可能；左侧大脑前动脉 A1 段未见明确显示，右侧颈内动脉虹吸段粗细欠均。头颅 CT 灌注成像（computed tomography perfusion imaging，CTP）检查示左侧额顶颞叶大片异常灌注区。考虑为缺血性卒中复发极高危者，若对患者进行全麻手术，发生缺血性卒中的风险可能性极大，故建议慎重考虑手术，向家属及患者交代病情。建议半年后复查血脂、肝功及颈动脉彩超，酌情调整他汀类药物的剂量。

妇科建议：患者仍存在左侧前循环缺血发作表现，围手术期发生脑缺血及脑梗死的风险高，暂不安排宫腔镜手术。患者患血栓的风险高，暂不考虑 MHT，可考虑用中成药缓解围绝经期综合征。

四、病例思考

该围绝经期患者出现明显的更年期症状，但其有高血压病史及脑血管狭窄病史，经 MDT 会诊讨论，发生血栓的风险高，故暂不考虑 MHT 治疗，可考虑通过中医及植物药缓解症状。患者存在宫内节育器下移，如行取环术，则发生围手术期脑缺血及脑梗死的风险高，暂不考虑手术。患者需到神经内科长期随访观察。

五、总结

MHT 可以在很大程度上治疗绝经综合征，提高患者的生活质量，但需警惕相关风险，包括乳腺癌及血栓。在启动 MHT 前详细询问病史、完善实验室检查排除禁忌证非常重要。如患者有活动性静脉或动脉血栓栓塞性疾病，建议 MDT，进行病情评估，判断是否可行 MHT。对于无法进行 MHT 且有明显绝经综合征的患者，可积极行中医及植物药治疗。

第十三章　眩晕症合并皮肤瘙痒症

一、病例摘要

尹某，女，49岁，2024-6-1首次就诊于更年期门诊。

主诉：全子宫及双侧附件切除术后1年半，潮热、出汗伴关节疼痛1年余。

现病史：患者因子宫内膜异位症于2023-1-3在我行院行机器人辅助下腹腔镜探查+粘连松解+全子宫及双侧附件切除术，术后3个月开始手指关节疼痛，随后出现潮热、出汗。患者有激素使用顾虑，未启动MHT。现患者自觉全身关节疼痛，活动后能缓解。术后至今有皮肤瘙痒。2024-6-1患者因更年期症状就诊于更年期门诊。考虑患者有眩晕症20余年，口服苯妥英钠2个月余（外院开具），同时有皮肤瘙痒，对用激素治疗有一定顾虑，建议MDT。

月经及婚育史：月经初潮14岁，7/30天，经量多。有痛经，VAS 7~8分，需口服止痛药。$G_3P_1A_2$，剖宫产1次，人流2次。既往体健，无药物过敏史，无手术史。

既往史：自诉曾经诊断"类风湿关节炎"，目前基本不用药。有眩晕症20余年。

个人史：无烟、酒等不良嗜好。

家族史：姐姐、妹妹均有卵巢癌病史。母亲、姐姐、妹妹均患有"间脑癫痫"。

查体：生命体征平稳，身高164 cm，体重51 kg，BMI 18.96 kg/m^2。行走时步态蹒跚、左右摇晃。

Kupperman 评分见表 13-1。

表 13-1 治疗前 Kupperman 评分表

症状	表现
潮热、盗汗	＜3 次/日
感觉异常	无
失眠	无
情绪波动	无
皮肤蚁走感	无
性生活	性欲丧失
抑郁、疑心	偶尔
眩晕	影响生活
疲乏	上 4 楼困难
骨关节痛	经常，不影响功能
头痛	无
心悸	偶尔
泌尿系感染	无
改良 Kupperman 评分	19 分

辅助检查

2024-6-9 性 激 素：E_2 ＜ 36.7 pmol/L，FSH 81.49 mIU/ml，LH 24.4 IU/ml。

2024-6-9 甲功五项：未见异常。

2024-6-9 骨标志物：骨钙素 31 ng/ml，B 胶原降解产物 1.02 ng/ml（↑），总 1 型胶原氨基端肽 102 ng/ml（↑），25- 羟维生素 D 14.1 ng/ml（↓），全段甲状旁腺激素 28.1 pg/ml。

2024-6-9 生 化 + 钙 + 磷 + 碱性磷酸酶：生化未见异常，钙 2.45 mmol/L，磷 1.29 mmol/L。

2024-6-9 经阴道彩色超声：子宫缺如，双侧卵巢未探及，盆腔未及明显包块及游离液体。

2024-6-9 腹部超声：肝、胆、胰、脾未见异常。

2024-6-9 乳腺超声：双侧乳腺未见明显占位性病变，符合 BI-RADS 1 类。

2024-6-9 颈动脉超声：双侧颈动脉及椎动脉未见明显异常。

2024-6-9 骨密度：腰椎总 T 值 –1.9，右侧髋颈部 T 值 –2.5，全髋部 T 值 –1.6。左侧髋颈部 T 值 –1.9，全髋部 T 值 –1.5。提示：骨质疏松症。

外院 TCT 及 HPV 检测未见异常。

二、病例分析

1. 病例特点

（1）患者是有子宫内膜异位症病史、行根治性手术的女性，术后出现明显的更年期症状。

（2）性激素：E_2 < 36.7 pmol/L，FSH 81.49 mIU/ml，LH 24.4 IU/ml。

（3）骨代谢标志物检查示骨形成及骨吸收标志物均升高，说明骨转化活跃，维生素 D 缺乏。

（4）骨密度检查：右侧髋颈部 T 值 –2.5，骨质疏松症诊断明确。

（5）有眩晕症 20 余年，间断性药物治疗中。

（6）有卵巢癌家族史及间脑癫痫家族史。

2. 初步诊断　全子宫及双侧附件切除术后、绝经综合征、骨质疏松症、眩晕、皮肤瘙痒症。

3. 诊疗计划

（1）患者手术后绝经，有低雌激素相关的血管舒缩症状、骨质疏松症，有明确启动 MHT 的指征，今日开始每日口服替勃龙 1.25 mg（半片）。

(2)患者同时有皮肤瘙痒和眩晕症,建议 MDT,制订诊治方案。

三、MDT 会诊

皮肤科建议:患者觉皮肤瘙痒 1 年余,近 2 个月服苯妥英钠,睡眠不好,全子宫及双侧附件切除,有过敏性鼻炎及类风湿关节炎史,躯干及四肢可见丘疹。

建议完善检查:X 线胸部正位(成人)、血常规(注意嗜酸性粒细胞计数)、凝血三项、风湿三项(空腹)、术前免疫八项、免疫球蛋白七项(空腹)、抗核抗体、抗 ds-DNA 抗体、抗核抗体谱 2、25-羟维生素 D、甲功七项、单项过敏原检测及过敏原体外检测。

用药方面:舒坦明(克立硼罗软膏),外用,3 g,每日 1 次;吡美莫司乳膏(爱宁达),外用,适量,每日 1 次;咪唑斯汀缓释片(皿治林),整粒吞服,10 mg,每日 1 次。

康复科:患者四肢关节疼痛,手部小关节晨僵感,青少年期曾患类风湿关节炎,坐起时髋关节疼痛。骨代谢标志物检查示骨转化活跃,骨密度检查示骨质疏松症。

建议:钙 500~600 mg/d,维生素 D 2000 IU/d(自备),3 个月后复查骨标志物、碱性磷酸酶、钙、磷、调整用药。碳酸钙 D_3 片,口服,1 片,每日 1 次;鲑降钙素鼻用喷雾剂,喷鼻,1 喷,每日 2 次。

神经内科:患者 2005 年开始出现眩晕,间断性出现,曾觉输银杏叶液可减轻,后疗效不佳。3 个月前外院予以服用苯妥英钠治疗眩晕,一直规律用药中。近 1 年有时皮肤瘙痒。查体见行走时步态蹒跚、左右摇晃。不排除苯妥英钠中毒。

建议:减停苯妥英钠(目前 0.2 g,每日 2 次,现服用已 3 个月。建议 0.1 g,每日 2 次,服用 2 天;0.1 g 每日 1 次,服用 3 天,停用),加巴喷丁 0.3 g,每晚 1 次(7 pm),服用 6 天观察有无眩晕及皮肤瘙痒减轻。如眩晕改善或皮肤瘙痒减轻,可维持治疗或调整治疗剂量。

药剂科建议：评估激素替代药物和各科药物的相互作用。

（1）苯妥英钠为肝药酶诱导剂，可加快雌激素代谢，降低MHT的治疗效果。康复科给予鲑鱼降钙素鼻喷剂、碳酸钙及维生素D_3，此三种用药与雌、孕激素替代无明确的相互作用。

（2）神经内科建议逐渐停用苯妥英钠，给予加巴喷丁和氟桂利嗪治疗眩晕，此两种药物与雌、孕激素无明显的相互作用。服用氟桂利嗪后不建议服用唑吡坦。

（3）皮肤科给予局部药膏治疗，与雌、孕激素无明显的相互作用。

（4）患者目前的症状不排除为更年期综合征，建议启动MHT。

妇科建议：为手术绝经患者，有更年期症状，骨质疏松症诊断明确，有启动MHT的指征。

（5）在无明确雌激素应用禁忌证的情况下，可以继续应用替勃龙口服。

（6）目前不调整替勃龙用量，每天1.25 mg口服，并给予7条更年期健康处方。

①女性45岁以后由于卵巢功能逐渐减退，各种慢性疾病的发生率增加，部分女性开始出现更年期症状，需要积极开始保健。

②增加运动，锻炼中尽量避免肌肉–关节–骨骼系统的损伤，建议采用中等强度的有氧运动（慢跑、大步走、游泳、骑自行车等）。建议每天累计相当于步行6000步以上的身体活动。

③合理饮食，比年轻时适当减少碳水化合物的摄入，增加膳食纤维（蔬菜、水果）及奶制品的摄入量。饮食特点为低热量、低脂肪、低盐、低糖。

④充足日照：直接暴露皮肤于阳光下接受足够的紫外线照射，需防止强烈阳光照射灼伤皮肤。维生素缺乏或不足者，建议每日补充维生素D_3 1000～1200 U。

⑤戒烟，同时避免吸入二手烟，限酒（5–10 g/d）。

⑥控制体重，体重指数保持在18.5～23.9，体重指数=体重（kg）/

身高 ^{2}（m^2），女性腰围< 80 cm。

⑦每天需要 7~8 h 睡眠时间，午睡 15~20 min。

（7）注意有无不良反应。

（8）定期在妇科医生的管理下随访。

Q 患者提问：我的皮肤瘙痒 1 年多了，想开点儿特效药止痒就行了，为什么要做那么多实验室检查呢？

A 皮肤科专家回答：您目前有皮肤瘙痒 1 年多了，还有过敏性鼻炎和类风湿关节炎史，躯干及四肢可见丘疹，也曾经用过一些药物，但效果不明显。您起病缓慢，病程较长，有进行性瘙痒，又缺乏原发性皮损，可能是系统性疾病所致。建议完善相关检查，排除系统性疾病引起的瘙痒，从而采取针对性治疗。目前我们可以使用一些药物来缓解皮肤瘙痒：克立硼罗软膏属于外用磷酸二酯酶（phosphodiesterase-4，PDE）抑制剂，治疗原发炎症性皮肤病引起的瘙痒疗效确切。吡美莫司乳膏属于外用钙调磷酸酶抑制剂，治疗炎症性皮肤病引起的瘙痒具有确切的止痒作用，推荐用于面部、肛周及外生殖器等薄嫩部位的瘙痒。神经内科专家给您开的加巴喷丁也可用于顽固性慢性瘙痒的治疗。

☆ **知识点 1**

哪些免疫系统疾病可能导致皮肤瘙痒？指南里建议做哪些相关检查？

2024 年版慢性瘙痒管理指南[1]指出，慢性瘙痒指瘙痒持续超过 6 周。慢性瘙痒常表现为痒觉敏化（hyperknesis）、痒觉异化（alloknesis）、瘙痒-搔抓循环及继发性皮肤损害。基于引起慢性瘙痒的原因，国际瘙痒研究论坛（International Forum for the Study of Itch，IFSI）将瘙痒分为：①皮肤疾病源性瘙痒：由皮肤病特别是炎症性皮肤病引起；②系统疾病源性瘙痒：由系统疾病如肝肾疾病、感染或肿瘤等引起；③神经病理性瘙痒：由中枢或外周神经病变引起；④躯体障碍性瘙痒：由心理、精神或身心疾病引起；⑤混合性瘙痒：即存在上述 2 种或 2 种以上类型；⑥原因不明性慢性瘙痒（chronic pruritus of unknown origin，CPUO)：暂时找不到引起慢性瘙痒的原因。

慢性瘙痒最重要的是病因诊断，推荐首先根据病史、症状和体征，特别是有无原发性皮损，将瘙痒分为由原发皮肤病引起的瘙痒和非皮肤病引起的瘙痒，再进一步开展针对性辅助检查以明确病因。起病缓慢、病程较长的进行性瘙痒，又缺乏原发性皮损，仅表现为皮肤抓痕或苔藓化等继发损害时，可能是系统性疾病所致，需完善的辅助检查包括血和尿常规、肝和肾功能、电解质、内分泌代谢、感染、组织病理等。

Q 患者提问： 我虽有骨质疏松症，知道要吃钙和维生素D，为什么给我开喷鼻子的药呢？我的朋友也有骨质疏松症，为什么她吃的是一种叫阿仑膦酸钠的药呢？

A 康复科专家回答： 您目前四肢关节疼痛，手部小关节有晨僵感，坐起时髋关节疼痛，这些是骨质疏松症的常见表现，目前实验室检查提示骨代谢标志物异常，骨密度检查示骨质疏松症，需要治疗骨质疏松症。阿仑膦酸钠是医生经常使用的一种抗骨质疏松症的药物，结合您的具体情况，使用这种喷鼻子的药，除了能治疗骨质疏松症外，还能明显减轻骨骼疼痛，更适合您，但是阿仑膦酸钠在改善疼痛方面不如鲑降钙素鼻用喷雾剂。

☆ **知识点2**

临床常用的抗骨质疏松药物有以下几种。

(1) 双膦酸盐 (bisphosphonates)：是目前临床上应用最为广泛的抗骨质疏松症药物，是焦磷酸盐的稳定类似物，其特征为含有P-C-P基团，与骨骼的羟基磷灰石具有高亲和力，能够特异性结合到骨重建活跃部位，抑制破骨细胞的功能，从而抑制骨吸收。目前用于防治骨质疏松症的双膦酸盐类药物主要包括阿仑膦酸钠 (alendronate sodium)、唑来膦酸 (zoledronic acid)、利塞膦酸钠 (risedronate sodium)、伊班膦酸钠 (ibandronate sodium) 和米诺膦酸

(minodronic acid)等。

（2）降钙素（calcitonin）：是一种钙调节激素，能抑制破骨细胞的生物活性，减少破骨细胞数量，减少骨量丢失并增加骨量。降钙素的另一个作用是能有效缓解骨痛。目前应用于临床的降钙素制剂有两种：鳗鱼降钙素类似物依降钙素（elcatonin）和鲑降钙素（salmon calcitonin）。

Q 进修医生提问： 外院给予这个患者苯妥英钠治疗眩晕，您现在让她停药，换上了加巴喷丁，是基于什么样的考虑？另外，加巴喷丁是什么类型的药呢？

A 神经内科专家回答： 患者有眩晕病史20余年，3个月前外院予以服用苯妥英钠治疗眩晕，患者一直规律用药。入院查体示行走时步态蹒跚、左右摇晃。考虑不排除苯妥英钠中毒，需停药。患者在外院被诊断为间脑癫痫，目前没有脑电图检查结果，不能明确诊断。考虑患者同时有瘙痒，加巴喷丁既可治疗瘙痒，也是癫痫的二线用药。另外，患者反复眩晕，是否存在前庭性偏头痛，需进一步检查以明确，国外指南也明确指出加巴喷丁有缓解焦虑的作用，可用于抗焦虑症状。综合考虑，使用加巴喷丁可以先缓解患者目前的症状，后续可完善检查，明确诊断。

☆ **知识点3：苯妥英钠**

苯妥英钠为传统抗癫痫药物，可用于部分性发作、全面强直阵挛发作及癫痫持续状态。由于其治疗窗较窄（10~20 mg/L），个体差异大，不良反应多，故目前已不作为控制癫痫发作的推荐用药。在体内代谢方面，苯妥英钠与其他抗癫痫药物显著不同的是其代谢过程存在限速或饱和现象。在小剂量时，苯妥英钠代谢呈一级动力学过程，而大剂量、血药浓度较高时则为零级动力学过程，因此，苯妥英钠的半衰期随着剂量与血药浓度的变化而发生改变。当剂量增大、血药浓度较高时，半衰期延长，容易出现蓄积中毒。苯妥英钠在使用过程中要监测血药浓度：有效血药浓度为 10~20 mg/L；20~30 mg/L 时易发生毒性反应，出现眼球震颤；30~40 mg/L 时出现共济失调；>40 mg/L 时往往出现严重毒性作用[2]。中毒症状以恶心、呕吐、头晕、视觉障碍、构音障碍、震颤及共济失调较常见，甚至出现下肢运动障碍和小脑萎缩[3]。对于苯妥英钠中毒目前无特异性的解毒药物，出现中毒表现后应立即停用该药物。

☆ 知识点 4：加巴喷丁

加巴喷丁[4]（gabapentin，GBP）即 1-（氨甲基）环己烷乙酸 [1-(aminomethyl) cyclohexane acetic acid]，是人工合成氨基酸，分子量为 171.34，系 γ-氨基丁酸（gamma-aminobutyric acid，GABA）衍生物，1993 年、1994 年先后于英国和美国上市，用于抗癫痫治疗。2002 年经 FDA 批准，成为带状疱疹后神经痛治疗的一线用药。我国于 2003 年成功开发该药。研究发现，GBP 与传统抗癫痫药联合应用可以降低癫痫的发作频率，且在治疗慢性疼痛，尤其是多种神经病理性疼痛如三叉神经痛、偏头痛、其他神经病理性疼痛如糖尿病外周神经痛中具有独特优势。

慢性瘙痒管理指南（2024 年版）[1]明确提出了将加巴喷丁类药物用于治疗瘙痒，主要包括加巴喷丁和普瑞巴林。随机对照双盲临床研究显示加巴喷丁对系统性疾病源性瘙痒（肾病源性瘙痒、胆汁淤积性瘙痒等）有良好的治疗作用（证据等级 B）。普瑞巴林与加巴喷丁类似，临床试验显示其对系统性疾病源性瘙痒、结节性痒疹均有一定的效果（证据等级 B）。此类药物安全性较好，推荐用于顽固性慢性瘙痒的治疗（专家意见的一致性强度：多数同意），但应注意从小剂量开始服用，以减少头晕、嗜睡及共济失调等不良反应。

Q 进修医生提问：这个患者切除了子宫和双侧附件，那在进行性激素补充治疗时是否只给予雌激素治疗就可以了？

A 妇科专家回答：子宫内膜异位症是雌激素依赖性良性疾病，易复发，有恶变风险。关于有子宫内膜异位症病史的绝经后女性使用性激素治疗情况的研究较少。对于这类人群，有两点需要特别关注[5]：第一，外源性雌激素可能会重新激活子宫内膜异位症病灶的生长和引起症状复发。第二，雌激素可能促进残余子宫内膜异位灶恶变。对于有子宫内膜异位症病史的女性是否使用性激素治疗需考虑以下危险因素：对于术后残留病灶和肥胖患者，性激素治疗可能导致外周组织芳香化酶活性增加而出现较高的全身雌激素水平。2017年的一篇系统综述[6]总结如下：由于缺乏高质量研究，目前尚不清楚如何向有子宫内膜异位症病史的女性提供更年期症状的管理建议。2023年中国绝经管理指南指出[7]：尚无证据表明有子宫内膜异位症病史的围绝经期及绝经后期女性使用MHT可能增加复发和恶变的风险，建议患有子宫内膜异位症的绝经后期女性首选雌、孕激素连续联合方案或替勃龙治疗，且在MHT过程中应密切随访。切除子宫的子宫内膜异位症女性开始MHT时至少应用雌、孕激素连续联合方案或替勃龙治疗2年（1类）。因本例患者启动MHT时距离前次手术仅有1年半，故我们选择了替勃龙方案。患者也可选择雌、孕激素连续联合治疗方案。如距离手术时间超过2年，可考虑更换为单雌激素方案，也可继续口服替勃龙。

四、MDT后的随访（表13-2）

表13-2 MDT后随访情况

日期	就诊科室	主诉	查体及检查	诊断	处理
2024-7-11	妇科	全子宫及双侧附件切除术后1年半，应用雌二醇凝胶1个月	Kupperman评分从19分降至13分	绝经综合征 子宫切除术后 眩晕 睡眠障碍 骨质疏松	继续应用雌二醇凝胶，每天1卡尺，2个月后复诊

续表

日期	就诊科室	主诉	查体及检查	诊断	处理
2024-7-14	神经内科	停苯妥英钠，有间断眩晕感，加巴喷丁口服中	皮肤科会诊，建议完善风湿免疫相关检查，检查后未见异常	眩晕 失眠	①继续口服加巴喷丁；②健康宣教

治疗后 Kupperman 评分见表 13-3。

表 13-3　治疗后 Kupperman 评分表

症状	表现
潮热、盗汗	<3次/日
感觉异常	与天气有关
失眠	偶尔
情绪波动	无
皮肤蚁走感	无
性生活	性欲下降
抑郁、疑心	无
眩晕	偶尔
疲乏	偶尔
骨关节痛	经常，不影响功能
头痛	无
心悸	偶尔
泌尿系感染	无
改良 Kupperman 评分	13 分

五、病例思考

1. 启动 MHT 需有明确的适应证，用药方案需个体化。
2. 对于内科合并症多的患者，MDT 可以一站式解决诸多问题，快速有效，对患者十分方便。
3. 临床用药时需警惕药物之间的相互作用以及药物的有效浓度，以防药物中毒。

参考文献

[1] 中国医师协会皮肤科医师分会. 慢性瘙痒管理指南（2024版）[J]. 中华皮肤科杂志，2024，57（5）：387-399.

[2] AVCIL M, DUMAN A, TURKDOGAN K A, et al. Phenytoin intoxication with no symptoms correlated with serum drug level: a case study [J]. Pan Afr Med J, 2015, 22: 297.

[3] SHANMUGARAJAH P D, HOGGARD N, AESCHLIMANN D P, et al. Phenytoin-related ataxia in patients with epilepsy: clinical and radiological characteristics [J]. Seizure, 2018, 56: 26-30.

[4] 梁河. 加巴喷丁临床应用研究进展 [J]. 临床合理用药杂志，2017，（21）：166-167.

[5] YOLDEMIR, TEVFIK. Quality of life for women with endometriosis: premenopausal and postmenopausal perspectives [J]. Climacteric, 2018, 21(5): 411-412.

[6] GEMMELL L C; WEBSTER K E; KIRTLEY S, et al. The management of menopause in women with a history of endometriosis: a systematic review [J]. Hum Reprod Update, 2017, 23(4): 481-500.

[7] 中华医学会妇产科学分会绝经学组. 中国绝经管理与绝经激素治疗指南 2023 版 [J]. 中华妇产科杂志，2023，（1）：4-21.

第十四章 其他相关疾病

一、病例摘要

郭某某，女，20岁，2021-4-18首次就诊于妇科。

主诉：闭经2年余。

现病史：患者15岁月经初潮，17岁开始减重，节食为主，并通过大量运动减重，未服用减重药物，3个月内体重减轻10 kg，LMP 2018年10月，至今无月经来潮，其间自诉妇科超声、性激素六项、头颅MRI检查均未见明显异常，口服中药及人工周期治疗均无月经来潮。2021年当地医院超声检查示子宫内膜厚0.35 cm，口服人工周期治疗1个周期，服药后能来月经。近2年患者体重维持在45 kg左右无改变。

月经及婚育史：月经初潮14岁，7/30天，经量中等，无痛经。未婚，否认性生活。

既往史：既往体健，无药物过敏史及手术史。

查体：身高153 cm，体重45 kg，BMI 19.2 kg/cm^2。

辅助检查

2021-4-25 性激素：E_2 46 pmol/L，PRL 19.5 ng/ml，FSH 4.6 mIU/ml，LH 3.57 IU/ml，T < 0.69 nmol/L，雄烯二酮6.93 nmol/L，P 1.62 nmol/L。

2021-4-25 甲功：总甲状腺素4.4 μg/dl（↓），总T_3 0.68 ng/ml，游离T_3 2.81 pg/ml，游离甲状腺素1 ng/dl，促甲状腺素1.35 μIU/ml。

2021-4-25 经直肠彩色超声：子宫后位，宫颈长2.4 cm，子宫体2.3 cm×2.2 cm×2.1 cm，内膜厚0.2 cm，右侧卵巢2.4 cm×1.7 cm，左侧卵巢1.5 cm×1.2 cm。

2021-5-10 骨密度：腰椎总 Z 值 -2.5，髋颈部 Z 值 -2.3，髋部总 Z 值 -1.5，提示骨质疏松症。

2021-7-1 骨标志物：骨钙素 22 ng/ml，β 胶原降解产物 0.68 ng/ml（↑），总 1 型胶原氨基端肽 95 ng/ml（↑），25 羟维生素 D 9.8 ng/ml（↓），全段甲状旁腺素 29.7 pg/ml。

2021-7-1 生化 + 钙 + 磷 + 碱性磷酸酶：生化未见异常，钙 2.51 mmol/L，磷 1.59 mmol/L，ALP 99 U/L。

二、病例分析

1. 病例特点

（1）年轻女性，20 岁，闭经时间长。

（2）性激素：FSH 4.6 mIU/ml，LH 3.57 mIU/ml，E_2 46 pmol/L。

（3）骨代谢标志物检查示骨形成及骨吸收标志物均升高，说明骨转化活跃，维生素 D 缺乏。

（4）骨密度检查示骨质疏松症诊断明确。

2. 初步诊断　继发性闭经、骨质疏松症。

3. 诊疗计划

（1）建议积极采取人工周期，在控制月经的同时维护生殖器官的正常形态及生育潜能，不建议随意停药。

（2）患者存在继发骨质疏松症，骨转换活跃，建议康复科、内分泌科及妇科多学科会诊。

三、MDT 会诊

康复科：①饮食调整：予高钙、高维生素 D 饮食；②运动调整：有氧 + 无氧 + 平衡训练。

内分泌科：患者 15 岁月经初潮，17 岁时开始节食，并通过大量运动减重，最低体重 35 kg，合并闭经。查体见发育较均匀，身高 162 cm，父亲身高 170 cm，母亲 151 cm。目前考虑骨质疏松症与减重、雌激素低及生活方式相关，建议采取健康的生活方式，积极调整好雌激素水平，半年内复查骨标志物，必要时行垂体功能评估。

妇科：患者减重后继发闭经，因发现骨质疏松症会诊，详细询问其生长史及减重病史，可知患者月经初潮晚，17 岁时开始减重，大量运动和节食抑制了下丘脑 - 垂体 - 卵巢轴（hypothalamic-pituitary-ovarianaxis，HPO 轴）的功能，建议积极开始雌、孕周期序贯治疗，同时积极补充维生素 D，建立良好的生活方式。

Q 患者提问：我只是单纯减重，减的是脂肪，骨头没有变化，为什么会发生骨质疏松？

A 内分泌科专家回答：雌激素在女性的骨代谢过程中发挥重要作用，在成骨细胞与破骨细胞上存在着雌激素受体。雌激素不足时，就会导致破骨细胞的骨吸收活动增加，减少了成骨细胞的骨形成活动。患者长期处于低激素状态，会使单位体积骨矿物质含量减少，其骨密度值均低于健康者。国内研究显示，90% 的骨量积累是在 20 岁之前，且在 35 岁时达到骨峰值[1]。因此对于年轻的闭经患者，我们应积极关注是否存在骨量下降，并且给予积极治疗，这对预防骨量进一步丢失与降低骨折的发生率具有重要意义。

Q 患者提问：我的体重较最轻时已明显增加，还要长多少呢？如果维持现在的体重，仅口服激素，月经可以自行恢复吗？

A 妇科专家回答：人类生殖相关的活动需要一定的能量供应。随着体重进一步下降，当机体处于能量负平衡时，人体会暂时减少甚至关闭体内的一些相对次要生理机能器官（如生殖）的能量供应，而优先保证生命重要器官的能量需求[2]。这时机体生殖活动所必需的能量需求不足，HPO 轴功能受到抑制，这是机体的一种自然保护机制。下丘脑对体重急剧下降非常敏感，当体重下降超过 10%~15% 时，可出现多种激素变化而引起闭经[3]。

功能性下丘脑闭经（functional hypothalamic amemorrhea，FHA）好发于年轻女性，性激素水平低下在 FHA 的发生中起着重要的作用，在体重下降程度过大的女性中尤为明显。这部分患者如想恢复月经，最基本、最有效的策略是增加热量摄入[4]。所以一旦患者确诊 FHA，应积极向其健康宣教，纠正她们对减重的错误认识，并积极治疗，促进体重的恢复，避免对健康造成严重伤害。

长期 FHA 会对年轻女性健康的许多方面产生负面影响，包括代谢、骨骼、心血管、心理和生殖影响。这些患者的主要目标是恢复月经，生活方式的改变是患有 FHA 的青春期女孩的首要关注点。患有 FHA 的女性可能无法达到峰值骨量（peak bone mass，PBM），这会增加应力性骨折的风险，并且可能增加晚年骨质疏松性骨折的风险。FHA 药物治疗的主要目的是促进骨骼健康和预防骨质疏松症的发展。

综上，MHT 的主要目的是维持现有生殖器官不进一步萎缩，维持现有骨量，同期有可能改善患者的骨密度。自主月经的恢复需要患者采取健康的生活方式，积极恢复体重。

Q 患者提问：服用激素会长胖吗？

A 妇科专家回答：雌、孕激素不是平时所说的肾上腺皮质激素。肾上腺皮质激素容易导致人发胖，而雌、孕激素是性激素，维持女性的生理功能。同时，不同的激素补充药物对身体的总体脂肪和脂肪的分布也存在不同的影响。选择合适的雌、孕激素组合，可以避免体重的增加，甚至可以减轻体重。

Q 进修医生提问：患者骨质疏松严重，为何不用抗骨质疏松治疗比如阿仑膦酸钠、地诺单抗呢？

A 内分泌专家回答：双膦酸盐被吸收进骨骼并在骨骼中保留数年。动物模型已经证明服用双膦酸盐的母亲对胎儿有风险。因此有人担心，即使在孕前服用双膦酸盐，也可能导致在怀孕期从母体骨骼中释放出来，通过胎盘而导致胎儿致畸的潜在风险。对人类在怀孕前或怀孕期间（51 例）暴露于双膦酸盐的现有已发表病例的回顾没有发现任何骨骼或其他胎儿异常[5]。但是，对于年轻的 FHA 患者是否需使用双膦酸盐抗骨质疏松治疗，我们需要仔细平衡理论上的风险和潜在的治疗益处。

地诺单抗是一种针对核因子 -κb 配体受体激活剂的人单克隆抗体，通过抑制破骨细胞成熟来抑制骨吸收。对于使用地诺单抗的育龄期女性来说，无意的胎儿暴露是一种理论上的风险。一项针对非人灵长类动物的研究报告了经胎盘移植和潜在的致畸性[6]。在绝经后骨质疏松症女性中，与安慰剂相比，使用地诺单抗可降低骨折风险并改善骨密度[7]。我们尚缺乏对绝经前女性进行研究的资料，特别是那些有 FHA 的女性。

2017 年的 FHA 内分泌学会临床实践指南[8]也明确指出："不建议使用双膦酸盐、地诺单抗、睾酮和瘦素来改善青少年和 FHA 女性的骨密度。"

Q 进修医生提问：患者口服人工周期需口服多长时间？用药期间如何监测呢？

A 妇科专家回答：对于 FHA 患者，口服人工周期的时间可能会比较长，大部分 FHA 患者因低雌激素状态导致骨质减少和骨质疏松的风险增加，应考虑对 6 个月或更长时间的长期闭经患者进行基线骨密度评估。该评估通过双能 X 线吸收法（DXA）扫描和测量脊柱侧位 X 线片，以评估无症状脊椎骨折[9-10]。对于 FHA 的年轻患者，骨质疏松症的诊断需要有临床意义的骨折史（19 岁以下任何年龄 ≥ 3 例长骨骨折）和骨密度 Z 值 ≤ 2.0。然而，骨密度 Z 值 ≥ 2.0 并不排除骨骼脆性的可能性。同时应每 6~12 个月重复一次骨密度检查，以评估骨密度 Z 值的变化，并完善骨标志物的检查，了解患者的骨代谢情况。定期复查生化指标以及性激素（FSH、LH），如 FSH 及 LH 均超过 5 mIU/ml，考虑患者 HPO 轴恢复，可停药。在临床监测过程中，一般我们可以在 LH > 3 mIU/ml 时尝试停药，观察 2 个月有无月经来潮。如没有，建议继续口服人工周期促成规律月经。在临床监测过程中，一般我们可以在 LH > 3 mIU/ml 时尝试停药，观察 2 个月内有无月经来潮。如没有，建议继续口服人工周期，促成规律月经。

☆ 知识点

根据《原发性骨质疏松症诊疗指南（2022）》中的定义，对 FHA 患者的骨密度水平的判断使用 Z 值表示。Z 值 ≤ -2.0 视为"低于同年龄段预期范围"或低骨量。

四、MDT 会诊后随诊（表 14-1）

表 14-1 MDT 后随诊情况

就诊时间	科室	主诉	辅助检验	检查	处理
2021-9-6	妇科	继发性闭经，口服人工周期 3 个月复诊			继续口服雌二醇/雌二醇地屈孕酮片 2/10 mg 及骨化三醇软胶囊 0.25 μg，定期复查
2022-4-22	妇科	继发性闭经，口服人工周期 1 年复诊 身高:153 cm，体重 45 kg，BMI 19.2 kg/m²	2022-4-8 性激素：E_2 77 pmol/L，FSH<0.1 mIU/ml，LH 0.13 mIU/ml，骨标志物：骨钙素 10 ng/ml，B 胶原降解产物 0.3 ng/ml，总 1 型胶原氨基端肽 38.2 ng/ml，25 羟维生素 D 9.9 ng/ml（↓），全段甲状旁腺素 36.8 pg/ml，甲功及生化未见异常	2022-4-18 乳腺超声检查未见异常。2022-4-18 骨密度：骨质疏松。椎骨 Z 值：-2.2~-2.5，右侧股骨 Z 值 -0.7~-2.2，左侧股骨 Z 值 -0.9~-2.3	①继续口服雌二醇/雌二醇地屈孕酮片 2/10 mg 管理月经；②口服维生素 D，注意在户外运动晒太阳；③到康复科或内分泌科专家门诊就诊，进一步咨询骨质疏松治疗；④定期复查，若有不适随诊

续表

就诊时间	科室	主诉	辅助检验	检查	处理
2022-10-9	妇科	继发性闭经，口服人工周期1年半，复诊。身高153 cm，体重42 kg，BMI 17.94 kg/m²	2022-9-28：E_2 55 pmol/L，FSH < 0.1 mIU/ml，LH < 0.1 mIU/ml。骨标志物：骨钙素11 ng/ml，B胶原降解产物0.54 ng/ml，总1型胶原氨基端肽51.5 ng/ml，25羟维生素D 13.6 ng/ml（↓），全段甲状旁腺素28.5 pg/ml。生化未见异常	2022-10-14 乳腺超声检查未见异常。2022-10-23 经直肠彩色超声：子宫前位，宫颈长2.5 cm，子宫体3.1 cm×2.9 cm×2.2 cm，内膜厚0.5 cm，右侧卵巢2.7 cm×14 cm，左侧卵巢2.2 cm×1.4 cm	①再次强调恢复正常饮食、体重的重要性；②继续口服人工周期
2023-4-20	妇科	继发性闭经，口服人工周期2年，复诊。身高153 cm，体重44 kg，BMI 18.8 kg/m²	2023-4-12：E_2 108.81 pmol/L，FSH 0.09 mIU/ml，LH 0.07 mIU/ml，甲功未见异常	2023-4-18 乳腺超声检查未见异常	继续用药，定期复查
2023-5-30	内分泌门诊	继发性闭经，口服人工周期管理月经2年	2023-5-26 骨标志物：骨钙素12 ng/ml，B胶原降解产物0.47 ng/ml，总1型胶原氨基端肽43.4 ng/ml，25羟维生素D 15.8 ng/ml（↓），全段甲状旁腺激素28.3 pg/ml	2023-5-23 骨密度检查提示骨质疏松症，椎骨Z值-2.3～-2.7，右侧股骨Z值-0.8～-2.0，左侧股骨Z值-0.8～-2.2	①继续口服骨化三醇胶丸（罗盖全）0.5 μg/d；②健康生活方式宣教；③建议患者考虑使用特立帕肽，同时积极补充维生素D 2000 U/d

续表

就诊时间	科室	主诉	辅助检验	检查	处理
2023-10-7	妇科	继发性闭经，口服人工周期2年半，复诊。月经规律，量中，无痛经	2023-10-17：E_2 139.43 pmol/L，FSH 0.15 mIU/ml，LH 0.01 mIU/ml，甲功未见异常	2023-11-5经直肠彩色超声：子宫前位，宫颈长3.1 cm，子宫体2.8 cm×3.2 cm×2.5 cm，内膜厚0.5 cm，右侧卵巢3.1 cm×1.3 cm，左侧卵巢2.6 cm×1.0 cm。2023-10-24乳腺超声检查未见异常	继续用药，定期复查，到妇科内分泌专科门诊随访
2023-11-23	内分泌科	继发性闭经，口服人工周期管理月经2年半。身高153 cm，体重44 kg，BMI 18.8 kg/m²。目前每天两粒骨化三醇胶囊和2000 IU维生素D，无不适	2023-11-20：骨钙素15 ng/ml，B胶原降解产物0.51 ng/ml，总1型胶原氨基端肽54.6 ng/ml，25羟维生素D 35.8 ng/ml（↓），全段甲状旁腺素19.2 pg/ml。2023-11-20：碱性磷酸酶77 U/L，钙2.58 mmol/L，磷1.46 mmol/L	2023-10-24骨密度：骨质疏松，椎骨Z值-2.5～-2.6，右侧股骨Z值-0.6～-2.0，左侧股骨Z值-0.9～-2.0	①健康生活方式，平稳情绪，稳定体重；②患者DXA评估较前略好转，建议继续观察，半年后复查血液指标，每年复查DXA；③随诊

患者的骨密度变化见表14-2、表14-3。

表14-2 腰椎骨密度Z值

	2021-5-10	2022-4-18	2023-5-23
L1	−2.7	−2.5	−2.7
L2	−2.5	−2.3	−2.5
L3	−2.3	−2.3	−2.4
L4	−2.2	−2.2	−2.5
总计	−2.5	−2.4	−2.6

表14-3 右侧股骨骨密度Z值

	2021-5-10	2022-4-18	2023-5-23
颈部	−2.3	−2.2	−2.3
粗隆	−1.0	−0.7	−0.8
中间	−1.2	−1.0	−1.1
T总计	−1.5	−1.3	−1.4
Ward三角区	−1.8	−1.9	−2.0

表14-4 左侧股骨骨密度Z值

	2021-5-10	2022-4-18	2023-5-23
颈部		−2.3	−2.2
粗隆		−0.9	−0.9
中间		−0.7	−0.8
总计		−1.3	−1.3
Ward三角区		−2.0	−1.7

五、病例思考

1. 增加热量摄入是FHA患者恢复月经以及恢复女性骨量的基本策略。

2. 对于FHA患者，药物治疗的目的是促进骨骼健康，首选雌激素治疗，同时积极补充钙剂及维生素D。

3. 双膦酸盐等其他疗法改善FHA患者的骨密度疗效不明确，不建议使用。

参考文献

[1] 黄琪仁，周琦，陆敬辉，等. 2111例上海健康女性骨密度值测定与年龄相关骨丢失的研究[J]. 中国骨质疏松杂志，2002，8（3）：191-194.

[2] 付德荣，关尚一，孙小华. 运动性月经失调[J]. 中国临床康复，2006，10（44）：170-172.

[3] 谢幸，孔北华，段涛. 妇产科学[M]. 9版. 北京：人民卫生出版社，2018：343.

[4] MILLER K K, LEE E E, LAWSON E A, et al. Determinants of skeletal loss and recovery in anorexia nervosa. J Clin Endocrinol Metab, 2006, 91(8): 2931-2937.

[5] NADA DJOKANOVIC. Does treatment with bisphosphonates endanger the human pregnancy [J]? Jobstet Gynaecol Ca, 2008, 30(12): 1146-1148.

[6] BUSSIERE, JEANINE L1. Reproductive toxicity of denosumab in cynomolgus monkeys [J]. Reproduc Toxicol, 2013, 42(0): 27-40.

[7] CUMMINGS S R, MARTIN J S, MC ClUNG M R, et al. Denosumab for prevention of fractures in postmenopausal women with osteoporosis [J]. Obste Gynecol Surv. 2009, 64(12): 805-807.

[8] GORDON, CATHERINE M. Functional hypothalamic amenorrhea: an endocrine society clinical practice Guideline [J]. JCEM, 2017, 102(5): 1413-1439.

[9] LAWSON E A, DONOHO D, MILLER K K, et al. Hypercortisolemia is associated with severity of bone loss and depression in hypothalamic amenorrhea and anorexia nervosa. [J]. Clin Endocrinol Metab, 2009, 94(12): 4710–4716.

[10] WARD L M, KONJI V N, MA J. The management of osteoporosis in children. Osteoporos Int, 2016, 27(7): 2147–2179.

后 记

"这个病例非常有价值,真是让我受益匪浅,要是能把所有病例汇总成一本书就好了。"这是来自北京大学第三医院的一位进修医生参加了更年期综合征 MDT 会诊后发出的感叹,之后我们这本书的编写也正式开始了。

2023 年 5 月,在北京大学第三医院妇科门诊组长王威副主任医师的带领下,妇科内分泌团队、更年期保健多学科合作中心全员齐心协力,投入本书的编写中。本着科学、严谨的态度,参编的各科医生都认真严谨。书中每个用词、每句话都经过了一遍又一遍的探讨研究,真正做到了病例翔实,诊疗思路清晰,不仅以医生的视角考虑问题,还站在患者的立场条分缕析。

在本书付梓之际,特别感谢给本书出版提供帮助的各位领导和专家,我们也衷心地希望本书能帮助广大妇科及相关学科的医生拓展临床思维,使他们的更年期综合征相关领域的知识更为丰富,从而更好地为广大的更年期女性提供医疗保健服务。